终于摆脱
肠易激了！

〔美〕帕齐·卡特索斯———— 著　陈　琼————译

北京科学技术出版社

This translation published by arrangement with Harmony Books.

an imprint of Random House, a division of Penguin Random House LLC

Chinese simplified translation copyright © 2023 Beijing Science and Technology Publishing Co., Ltd.

著作权合同登记号　图字：01-2022-6424

图书在版编目（CIP）数据

终于摆脱肠易激了！ /（美）帕齐·卡特索斯著；陈琼译 . — 北京：北京科学技术出版社，2023.10

书名原文：The IBS Elimination Diet And Cookbook

ISBN 978-7-5714-2651-4

Ⅰ.①终…　Ⅱ.①帕…②陈…　Ⅲ.①肠疾病—功能性疾病—综合征—食物疗法　Ⅳ.① R574.405

中国版本图书馆 CIP 数据核字（2022）第 209274 号

策划编辑：张晓燕　杨　迪
责任编辑：张晓燕
责任印刷：吕　越
出 版 人：曾庆宇
出版发行：北京科学技术出版社
社　　址：北京西直门南大街 16 号
邮政编码：100035
电话传真：0086-10-66135495（总编室）
　　　　　0086-10-66113227（发行部）
网　　址：www.bkydw.cn
经　　销：新华书店
印　　刷：三河市华骏印务包装有限公司
开　　本：720 mm × 1000 mm　1/16
印　　张：18.25
字　　数：215 千字
版　　次：2023 年 10 月第 1 版
印　　次：2023 年 10 月第 1 次印刷
ISBN 978-7-5714-2651-4

定　　价：98.00 元

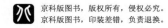

推荐序

肠易激综合征（irritable bowel syndrome,IBS）这个名称对不同的人来说有着不同的印象和含义。对不受其影响的大多数人来说，肠易激综合征可能让他们想起电影《遇见波莉》和《老妇杀手》中的搞笑场景。看过《遇见波莉》的人一定忘不了电影中的这一幕：本·斯蒂勒扮演的鲁本·费弗很不明智地吃了一顿具有异域风情的晚餐，结果引起腹泻，导致女友家的马桶被堵，手足无措的他只能眼睁睁地看着马桶里的水溢出来。但对肠易激综合征患者来说，面对这种情况，他们根本笑不出来。

想象一下，如果你有腹痛、腹泻等肠道问题，怀疑自己患上了肠易激综合征并苦苦寻找解决办法，医生告诉你："肠易激综合征是一种没有明确病因的疾病。当然，你如果患有抑郁症或焦虑症，那么它们也可能引发肠易激综合征。肠易激综合征是一种慢性病，可能持续一生（换句话说，你要做好与它长期共存的准备）。其他很多疾病都可能伪装成肠易激综合征，所以你要做很多检查来排除其他疾病。传统医学的治疗可能有效，但也可能有副作用。"你大概就可以理解为什么肠易激综合征患者经常用"尴尬""沮丧""无助""孤立"等词来描述他们的境况了。

对医疗行业从业者来说，肠易激综合征也是一种可怕的、令人沮丧的疾病。它没有明确的病因。在长期的临床治疗过程中，患者需要反复就诊，医生很难进行诊断，而且没有治愈的方法。更糟糕的是，现有的治疗方法只比安慰剂效果好一点儿。

越来越多的患者开始寻找治疗肠易激综合征的整体医疗方案，而理想方案可能就在你眼前。至少有 $^2/_3$ 的肠易激综合征患者是在进食后才出现症状或症状恶化的。尽管很多年前人们就知道这种关系的存在，但直到 10 年前，人们才重新思考把饮食作为肠易激综合征症状的主要诱因，并据此研究解决方案。20 世纪 90 年代初，我在美国密歇根大学学习，毕业后成为美国密歇根大学附属医院的消化科医生。当时，我被告知饮食和肠易激综合征症状的发展没有明确的关系，也没有对肠易激综合征有效的饮食干预方法，而美国几乎所有大型医疗机构的消化科都没有专门的营养师。在极少数情况下，消化科医生会请医院的营养师会诊，但会诊的内容通常是解决肠内或肠外营养支持的问题。消化科医生极少把肠易激综合征患者转到营养咨询门诊。如今，情况发生了很大的变化，美国密歇根大学附属医院消化科有了全职营养师。他们是消化道营养方面的专家，不是医生的下属，而是多学科协作医疗团队的重要成员。我所在的医疗团队及其他医疗团队的经验都印证了一点，那就是对患有复杂的消化道疾病的患者来说，多学科协作的医疗模式的效果明显大于各科室提供的医疗服务的效果的总和。

随着人类社会进入全新的时代，人们认识到饮食方式和生活方式对治疗肠易激综合征等复杂的消化道疾病的重要性。现代循证医学能为肠易激综合征患者提供饮食治疗方案。目前，大量证据显示，限制饮食中的高发漫食物有助于治疗肠易激综合征。许多医疗团队都进行了临床试验，证实采用低发漫饮食法能改善肠易激综合征的症状，尤其是在减轻腹痛和腹胀症状以及提高生活质量方面。随着越来越多的证据的出现，关于低发漫饮食法的有效性的讨论热度逐渐下降，人们的关注点开始转向如何以最佳的方式采用低发漫饮食法，从而保证其在医疗上的可靠性。尽管低发漫饮食法对某些人来说相当有效，但它并不是万能的。本书提供的低发漫饮食方案包含"排除阶段"和"重新引入阶段"，执行起来比较复杂，只有完成这两个阶段的所有步骤，才能使低发漫饮食法发挥最大的效果。患者最好在经过专业培训的医疗行业从业者（如注册营养师）的指导下实行低发漫饮食法。如果你找不到注册营养师，或者你只是想找一个可靠的来源来了解低发漫饮食法，那么本书就是很好的选择。

我必须承认，2009 年出版的《终于摆脱肠易激综合征了！》（*IBS—Free at Last!*）的作者帕齐·卡特索斯是一位开拓者。那本书向我提供了一个认识肠易激综合征的全新视角。可以说《终于摆脱肠易激综合征了！》领先于它所处的时代，并将美国人带入了低发漫饮食时代。近些年人们对肠易激综合征各方面的认识迅速增加，尤其是对低发漫饮食法的了解越来越深入。本书是内容更加全面的升级版。通过阅读本书，你将了解：什么是肠易激综合征；为什么低发漫饮食法对许多肠易激综合征患者有效；如何从饮食中去除高发漫食物；你的症状有所改善后，如何食用高发漫食物并在耐受范围内尽量丰富你的饮食；许多实用的烹饪技巧和食谱。如果你是肠易激综合征患者，那么本书对你来说非常有用——它有助于缓解你的症状，让你的生活恢复正常。如果你是医疗行业从业者，本书也可以作为实用的工具，帮助你指导患者采用低发漫饮食法。

威廉·D. 切伊

医学博士

美国胃肠病学会会员，美国医学会会员

美国密歇根大学医学院胃肠病学荣誉教授

"消化系统疾病营养与生活方式"项目负责人

自序

　　52 岁的克劳迪娅的体重超过标准体重 30 磅（约 13 kg），并且仍然不断增加。她的胃病病史可以追溯到童年，而且随着年龄的增长，她的胃病越来越严重。她几乎每天都有腹胀和胃痉挛等症状，有时还会出现爆发性水泻。一位专家诊断她患有胃食管反流病（GERD），却无法解释她的便秘和腹泻症状为何会交替出现。专家说，她如果减重，胃食管反流病的症状就能改善。但她每次试图调整饮食结构（如吃更多的水果、蔬菜和全谷物）以使自己的饮食更符合健康标准时，都会痛苦不堪，最后只能继续保持不良饮食习惯。为什么吃健康的食物会给她带来这么多痛苦？这似乎不合理。

　　马克 25 岁时被诊断患有克罗恩病。现在他已经 47 岁了，多年来他一直被肠胃产气过多、腹胀和腹泻困扰。他一直将这些症状归咎于克罗恩病，但最近的检查结果显示他的克罗恩病的症状有所缓解。因为担心腹泻时不能及时去洗手间，所以他很少出门。马克知道腹泻时应该补充液体，所以经常喝果汁以补充体内水分。

　　22 岁的迪娜好几天没有排便了。她如果不服用泻药，就很少排便。她几乎无法忍受每天都出现的肠胃产气过多和腹胀现象。她非常注重健康，也听从医生的建议，并且会摄入足量的膳食纤维。她每天都吃富含膳食纤维的早餐麦片和谷物能量棒，以及苹果、梨或其他新鲜水果。酸奶是她常喝的饮料之一，特别是在肠胃不适的时候。她读了很多有关治疗肠易激综合征的书，从饮食中去除了很多高发漫食物，这让她的饮食规划变得非常困难。她发现维持体重稳定越来越难。

　　40 岁的梅琳达说，她的肠易激综合征症状是突然出现的。她到现在仍然记得确切的日期，因为当时她正与家人在墨西哥度假。她家所有人都经历了腹泻，但其他人都痊愈了，只有她情况越来越严重。

卡琳今年 60 岁，从事客服工作。她经常出现急性腹泻，还因此发生过一两次意外。为了确保和客户沟通时不被腹泻打断，她每天下午 5 点下班前几乎不吃不喝。她只在晚上吃喝，然后凌晨 4 点起床，这样她上班前就有时间待在洗手间里。她的消化科医生找不出任何问题，只能给她开一种抗抑郁的药物，并让她服用膳食纤维补充剂，但这并没有解决她的问题。

18 岁的乔治身材高大、体重偏轻，他从事的是体力消耗很大的景观设计工作。他的母亲负责做饭，她会准备很多天然食物，如煮大豆、鹰嘴豆泥和抱子甘蓝，而且分量很大。乔治经常下班后踢几小时足球，然后在回家路上买一份比萨并全部吃掉。他每天要吃含数千千卡热量的食物来满足他的热量需求，这意味着他吃的食物——不论是橙子还是冰激凌——分量都很大。他的排气量远远超过了正常水平，这给他带来了严重困扰。

上述所有人的症状都可以通过执行本书中的低发漫饮食方案改善。你可能已经被令人痛苦和尴尬的肠易激综合征折磨了很多年；也可能刚刚开始遭受肠易激综合征的折磨；还可能尝试了所有治疗肠易激综合征的传统方法，但症状没有得到缓解，反而恶化了。多吃富含膳食纤维的水果、蔬菜和全谷物对你不起作用，反而让你感到不适或让你生病。你不需要被特意告知"同一种方法不一定适合所有人"，因为你就是活生生的例子。

我已经 52 岁了，大家却不断地问我是不是怀孕了！我想，他们一定不想听到我说我已经一周半没有排便了。——卡米拉·福斯特

我觉得我错过了我的儿子们的童年。很多有趣的事情我都没有和他们一起做，要么是因为出游的地方没有卫生间，要么是因为我身体不适。我不想告诉他们我的肚子随时会疼。——阿利奥托·加西亚

一年前，我宁愿死也不愿和你讨论我的肠道问题。但现在我已经准备好了，我想讨论并解决这个问题。——莱恩斯·米勒

如果你的情况和他们描述的很像，那么请继续阅读本书，因为本书能够为你提供帮助。

目录

第一章　肠易激综合征和有关发漫的基础知识 · 1

第二章　低发漫饮食方案的两个阶段 · 47

第一章

——

肠易激综合征和有关发漫的基础知识

本书包含有关肠易激综合征、克罗恩病、溃疡性结肠炎、乳糜泻等消化系统疾病的基础信息和针对性建议。本书的内容不能取代医生的建议。在执行本书推荐的饮食方案之前，请向医生或注册营养师咨询，以确保其适合你。对因使用本书包含的信息而产生的任何不良影响，作者和出版方免责。

一场治疗肠易激综合征的革命

苹果、杂粮面包、西蓝花、酸奶、早餐麦片和鹰嘴豆泥有什么共同之处？这些"健康"食物都含有可发酵的(Fermentable)低聚糖(Oligosaccharides)、双糖（Disaccharides）、单糖（Monosaccharides）和（And）多元醇（Polyols），将它们的英文首字母连接在一起组成 FODMAP（音译为发漫）。这是一组可发酵的碳水化合物，它们容易引发肠易激综合征的各种症状。讽刺的是，多年以来，人们一直认为富含这些发漫成分的食物能缓解肠易激综合征症状。其实很多时候，医生并不对患者提供饮食建议，如果提供治疗方法，他们会建议患者服用膳食纤维补充剂来治疗肠易激综合征。但是，这种疗法通常不那么奏效，你如果读完本书，就不会对此感到惊讶了。假如医生告诉多名肠易激综合征患者可以吃富含膳食纤维的食物，那么在接下来的一个月里，可能只有一名患者的症状有所改善。显然，医疗行业从业者需要做得更好，才能帮助患者。

近年来，相关研究结果表明，采用低发漫饮食法，即改变饮食中糖和膳食纤维的类型，可以长效缓解肠易激综合征的症状。这种饮食疗法起源于澳大利亚，并在世界各地被广泛使用。当肠易激综合征患者遵循低发漫饮食法时，85% 以上患者的症状得到了明显改善。3 500 万患有肠易激综合征的美国人（约占美国总人口的11%）不再仅靠自己的力量拼命寻找解决肠道问题的方案。医生再也没有理由千篇一律地建议患者吃富含膳食纤维的食物了，更没有理由告诉患者"饮食并不重要"了。

当我在 2008 年写本书的第一版时，在澳大利亚之外的地方，几乎没有人知道低发漫饮食。当时我面临的挑战是如何将有关低发漫饮食的信息传递给需要它的肠易激综合征患者。那本书出版时，恰逢肠易激综合征患者对采用非药物疗法治疗肠易激综合征的兴趣激增。通过在社交媒体上进行交流，患者们开始直接从彼此那里学习自救的策略而不再受国界的限制。通过阅读已发表的医学文献，他们对肠易激综合征的认识也不再受医生知识水平的限制。这意味着患者可以先于医生或营养师，从互联网上或书中了解低发漫饮食。我们正在见证一场营养疗法成为肠易激综合征的治疗手段的革命，而这场革命正是由患者推动的。

到今天，许多肠易激综合征患者面临的挑战实际上是如何处理过多的信息以及分辨错误的信息。互联网传播信息的速度很快，其中有些信息也不乏是那些对营养学一知半解的人提供的。网站上漂亮的食物照片以及一份高发漫食物和低发漫食物的清单是远远不够的，你需要一套策略和计划，才能从低发漫饮食中获得最佳效果。你对发漫成分和肠易激综合征存在疑问时，需要有人解惑，你也需要有人来指导你如何实操，而这本书就是值得你信赖的指南。你可以根据本书中的内容做一个饮食试验：几周内只吃低发漫食物，然后重新吃高发漫食物，其间监测你的症状。这样，你就能了解哪些高发漫食物会对你造成不良影响而哪些不会。

这本书能帮助你了解低发漫饮食背后的科学，找到专属于你的低发漫饮食模式。本书提供了56种低发漫食谱，帮你从此开启轻松的生活方式。书中还介绍了一些饮食建议，当你没时间做饭时，它们可以派上用场。

你可能想问，为什么发漫如此复杂？为什么需要学习这么多东西才能采用低发漫饮食法？要回答这些问题，请你想想：食物的发漫成分含量数据是如何得出的？同类食物之间的自然差异是如何影响这些数据的？食物的发漫成分含量数据和低发漫饮食工具（比如本书中的各种表格和清单）的关系是什么？你在执行低发漫饮食法的不同阶段如何使用这些工具？网上充斥着很多相互矛盾的信息，所以在开始这段旅程之前学习一些背景知识是很有必要的。

有关发漫的背景知识

发漫的概念是由澳大利亚博士山医院和莫纳什大学的研究人员提出的，绝大多数高发漫食物的发漫成分含量的数据都是由这些研究人员发布的，并且他们还在不断添加新的数据。这些已经公布的数据也是我们这个饮食方案的主要数据来源。举个发漫成分含量数据的例子，每 100 g 苹果中含有 1.2 g 山梨糖醇，不过，我们也不能太拘泥于这些数据。由于品种、生长条件、成熟度的不同，每个苹果都是有差别的。对其他水果、蔬菜、谷物来说，也是如此。

大多数人都没有足够的时间、兴趣或知识储备，能直接根据医学杂志上发布的数据来设计低发漫饮食方案。因此，医疗行业的相关从业者创建了一些工具以将信息传递给患者及读者。而每种工具的核心都是一份低发漫食物的清单。例如，本书中的工具——低发漫食物储藏柜（第87 页）和如何阅读食品标签（第 103 页），就是我根据食物中发漫成分含量的数据创建的。对于数据的使用，我有一个原则，就是一定要建立在人们实际的饮食习惯和生活方式的基础上。只有这样，患者才能更好地坚持低发漫饮食法并从中受益。

创建这些工具的人会根据发漫食物的发漫成分含量来设定一个界限，由此决定哪些食物适用于低发漫饮食法。然而关于如何设定界限值以及如何确定食物的分量，却没有统一的科学依据，每位研究人员或每个研究团队都独立地决定这些事情。他们从不同的角度利用数据，这当然没问题，因为不同的工具可以帮助不同的人。这也是为什么不同的发漫工具及其食谱之间会有一些微小差别。不过别担心，无论哪种低发漫饮食方案，都可以降低你饮食中的发漫成分的总量，不同工具之间的微小差别不会影响这个效果。

在本书中，我以食物通常的食用分量作为基本单位来估算一份食物（如 $^1/_2$ 杯蔬菜）中发漫成分含量的高低。我承认这么做可能过度简化了问题，但这样做能让你更容易理解并记住这种复杂的饮食法。其他人创建发漫工具时，可能会为了将某种蔬菜列为低发漫食物，而把食用分量减少到非常小。分量越小，发漫成分含量自然越低。举个例子来说，在我的方案中，抱子甘蓝不适用于低发漫饮食的排除阶段，因为按照通常的食用分量，$^1/_2$ 杯抱子甘蓝含有太多的发漫成分。但在莫纳什大学的低发漫饮食方案中，抱子甘蓝是允许存在的，不过它的条件是食用量少于 2 颗，而这种条件实际操作起来并不现实。

如果提出的问题不明确，那么得到的信息就可能是矛盾的。例如，在互联网上搜索"低发漫饮食期间可以食用希腊酸奶吗"，你会得到不同的答案。在问这个问题之前，你首先需要知道自己处于哪个阶段，是在排除阶段、重新引入阶段，还是处于已经结束重新引入阶段、正在享用低乳糖饮食的阶段。现在，我来回答你的问题：不建议在排除阶段食用希腊酸奶，因为每份希腊酸奶就含有好几克的乳糖；但如果你正在尝试低乳糖饮食，食用希腊酸奶就是不错的选择，因为它的乳糖含量比其他酸奶的低。如你所见，关于能否食用希腊酸奶，这两种回答都是正确的。你如果在重新引入阶段发现自己可以耐受少量乳糖，那么适量食用希腊酸奶对你来说就是非常好的选择。因此，当你看到这些令人困惑或看似矛盾的信息时，必须根据自己的具体情况来判断。

同样，你如果要比较由同一个人创建的两个工具，那么最新发布的食物清单可能是更准确的一版。随着更多数据的公布，食物的发漫成分含量或推荐食用量可能发生变化。例如，本书中的食物清单和我以前出版的书中的食物清单相比，就有不少更新。

如你所见，采用低发漫饮食法意味着你要接受一些不确定性，因为很多时候你无法完全确定某种食物是否适合你。那些无法避免的差异性可能让你对自己所做的选择感到焦虑。不要让这些焦虑分散你对大局的注意力。即使这里面有一些不确定性，大幅降低发漫成分的总摄入量也有助于你发现这些发漫成分是否会影响你的肠易激综合征症状，如果是的话，你就能更有效地控制这些症状。

在你继续阅读之前，我来简单介绍一下我自己和我所做的事。我经常建议我的患者们在评估任何关于肠易激综合征和低发漫饮食法的信息时都要考虑其信息来源，为此我要阐述一下我的观点。首先我想告诉你，我和你一样，也经历过胃肠道问题的折磨，因此我能感同身受。我也一直在购物、烹饪和身体护理方面去实践我学到的营养学知识。我知道，当人感觉不舒服时，他没有时间或精力去阅读几十篇研究论文，从头开始弄清楚一切。我也了解，虽然知道哪些食物不能吃对肠易激综合征患者来说很有用，但在日常生活中，肠易激综合征患者更需要知道哪些食物是他们能吃的。

我是一名注册营养师，拥有美国康奈尔大学营养学学士学位和美国波士顿大学营养学硕士学位，并拥有在美国塔夫茨大学医学院的医学中心担任营养师和营养素数据库经理的经验。作为一名专攻消化系统健康问题的营养治疗师，我每周有 3 天在美国缅因州的波特兰坐诊。我把其余的工作时间用于教学或参加科研活动，以及阅读和撰写有关低发漫饮食的文章。

我采用的数据均来源于经过同行评审的已出版的资料，同时，我根据自己的想法为肠易激综合征患者创建一些工具，比如餐单、标签阅读技巧、食谱和购物清单等。我写本书的目的之一就是和你分享这些工具。

我对消化系统健康问题的兴趣可追溯到我 22 岁那年做实习营养师的时候。我的第一个病例研究的对象是一位患有溃疡性结肠炎的患者，我至今仍记得他的名字和面容。当时我正在研究和撰写有关肠道疾病的诊断和治疗方法，那时的我并不知道自己也即将被诊断出溃疡性结肠炎。作为一名患者，我的病情也经历了起起落落。我在低谷停留了太久，所以我能理解正遭受胃肠道疾病之苦的患者，我知道这些症状会给人带来多么严重的心理创伤。

即使是现在，我在谈到自身面临的挑战和健康问题时也会犹豫。读者会有什么反应？我的症状和特殊饮食需求会被认真对待吗？人们会不会认为这一切都是我的主观想象而不是真实存在的？毕竟，我看起来很健康。肠易激综合征患者很难摆脱外界对他们的刻板印象和评头论足。由于社会的不理解，或者总有人告诉他们必须学会与疾病共存，所以很多有胃肠道问题的人只能默默忍受痛苦。

我的许多患者告诉我，他们曾因患肠易激综合征而感到孤立无援。我希望本书能给你带来安慰，并让你知道你不必独立面对问题。我知道，即使是与医生、家人或亲密的朋友讨论症状，也会有许多尴尬的场景出现。我也经历过许多令人尴尬的时刻和感到困难的社交场合，所以我能体会阅读这样一本关于饮食和肠易激综合征的书，安安静静地获得一些帮助有多么重要。

自 2009 年，本书的第一版出版以来，我与成千上万的肠易激综合征患者进行了交流。我很清楚一件事：人们对食物充满热情，他们强烈地认同自己的饮食理念。过去，由于人际交流和旅行距离非常有限，人们的选择很少，吃的食物也和周围人吃的差不多；而如今，随着信息在世界范围内广泛传播，一种饮食趋势一旦出现就可以迅速传播。

我要确保你了解我的观点，以便帮你判断本书是否适合你。我也相信，人类在生物学上是杂食动物，任何可食用的东西都可以成为食物。不过当下，有许多人出于社会、健康、环境或宗教等方面的考虑，会避开某些食物，我尊重他们的选择。我的一些患者喜欢吃无麸质食品、素食、未加工的食物、非转基因食品或有机食品，另一些患者则对经济实惠、便于食用的食品更感兴趣。作为营养师，我的工作是鼓励每个人在他们的喜好范围内尽可能地吃多种多样、营养丰富、身体耐受性良好的食物。我不愿把低发漫饮食法称为一种生活方式，因为它并不附带任何特定的价值观，你应该以做试验的心态来对待它，看看什么对你有效什么对你无效。我还要强调的是，本书食谱中的食物都是低发漫食物，而且它们都是天然、新鲜的食物。

如何使用本书

本书主要是写给非专业人士的，当然，它也可以作为医疗行业从业者的参考资料。接下来，我将为你解释与肠易激综合征和发漫相关的术语及原理，大多数读者看完后应该会觉得很有帮助。

本书的第一章描述了肠易激综合征的症状，解释了何为低发漫饮食，并给出了一些相关的基本信息。第二章介绍了低发漫饮食方案的两个阶段和8个步骤。这两个阶段分别是排除阶段和重新引入阶段。在重新引入阶段，本书提供了3种将高发漫食物重新引入日常饮食的计划，引入方式有激进的也有温和的，你可以根据自己的性格特点和症状的严重程度来选择。

我建议你先学习第一章的内容，以便了解这种饮食法并确定它是否适合你。但如果你没有太多时间，而且已经被诊断患有肠易激综合征，那么你可以跳过这一章，直接进入第二章进行实践。其中，步骤1~5可以帮助你学会从饮食中排除高发漫食物，这也是低发漫饮食的排除阶段，在这一部分，你可以找到餐单、购物技巧、低发漫食物清单以及监测症状的技巧。步骤6~8将引导你完成重新引入高发漫食物的过程，这是低发漫饮食的一个非常重要的部分。请务必记住一点：排除阶段只是一个暂时的探究阶段，它并不是一种永久性的生活方式。在完成排除阶段后，你需要重新引入营养丰富的高发漫食物。从长期的饮食结构来看，你应在耐受范围内尽可能多样化地食用高发漫食物。最后，第二章还提供了一种对结果进行评估的方法，并解释了关于该饮食方案的常见问题。

在第三章中，我将和你分享一些食谱。虽然你不需要为了遵循低发漫饮食法而进行复杂的烹饪，但我发现当患者吃到好吃的低发漫食物时，或者可以轻松地把他们最喜欢的食谱改成低发漫版本时，他们能更享受也更容易坚持这种饮食方式。本书中的每个食谱都适用于排除阶段以及低发漫饮食的维持阶段，重点在于要用自制食品代替含有发漫成分的市售食品，比如沙拉酱、调料和汤。根据这些食谱，你能够做出美味的低发漫食物，也没有人知道你在实行一种特殊的饮食方式。

你可以把本书的第四章看作是细则部分。你如果有兴趣了解低发漫饮食背后的科学原理，可以从中获取更多关于发漫和肠易激综合征的信息。

低发漫饮食简述

　　肠易激综合征的症状是由饮食中一些被称为"发漫"的特殊碳水化合物引发的。以下是让你从肠易激综合征症状中解脱出来的分步指导。首先，你需要从饮食中排除所有高发漫食物。事实上，如果这种方法对你有用，你通常在 2 周内可以很快感觉到有所好转。接下来，你要以一种系统化的方式，每次将一种高发漫食物重新引入饮食。通过关注症状的变化，你会了解哪些食物是引发你的肠易激综合征的诱因，这样你就可以限制或避免食用它们。

　　发漫由 FODMAP 音译而来，FODMAP 是指可发酵的（Fermentable）低聚糖（Oligosaccharides）、双糖（Disaccharides）、单糖（Monosaccharides）和（And）多元醇（Polyols），这几个词的英文首字母缩写组成了FODMAP。发漫的概念最先是由澳大利亚博士山医院和莫纳什大学的研究人员提出的，包括营养师苏珊·J．谢泼德、杰奎琳·S．巴雷特、彼得·R．吉布森和简·G．穆尔。绝大多数关于高发漫食物的发漫成分含量的数据都是由莫纳什大学的研究人员发布的，并且他们还在不断添加新的数据。

　　千万不要被发漫这个有点复杂的术语吓到了。你要关注的重点在这里：牛奶、水果、蜂蜜、果葡糖浆等食物中天然存在的某些糖就属于发漫成分，小麦、洋葱、大蒜、豆类等食物中的某些膳食纤维也属于发漫成分。

　　所有的发漫成分都有以下几个共同点。

- 它们在小肠中的吸收率很低。饭后几个小时，这些碳水化合物还在肠道内徘徊。

- 它们是肠道菌群最喜欢的食物。肠道菌群消化发漫成分时就会产生气体。

- 发漫成分可以像海绵一样，在肠道中吸收和容纳过多的液体。

想象一下，这些气体和液体组合起来，会让肠道像注水的气球一样膨胀起来。对肠易激综合征患者来说，这可能就会引发一场症状的发作。本书提出了一套完整的方案，有助于你分析哪些食物会引发肠易激综合征以及如何缓解症状。这个方案共有以下 8 个步骤。

1. 做好准备：学习有关低发漫饮食的知识，咨询医生和营养师。

2. 记录你的基线症状。

3. 做好饮食计划并购物。

4. 从饮食中排除高发漫食物。

5. 监测症状，并将其与你的基线症状进行比较。

6. 重新引入发漫成分，并监测症状。

7. 对结果进行评估。

8. 享受你能耐受的最多样化、最有营养的饮食。

鉴于许多食物都含有发漫成分，你在该方案的排除阶段可能会有点儿担心——"还有什么食物是我可以吃的吗？"你可以看看步骤 3 的"一周餐单示例"（第 60 页）和步骤 4 的"低发漫食物储藏柜"（第 87 页），你可能会惊喜地发现在这个阶段还有很多美食可以吃。同时也请记住，这只是一个短期的饮食试验，而不是永久的饮食方式。

采用这个方案的最大好处是，它对缓解肠易激综合征的症状有显著效果。我可以理解患者希望症状立即消失的心情，他们可能有过很多次无效的饮食调整，因此急切地想看到好的结果。他们想在一两周内就知道低发漫饮食法能否成为他们最终的选择。有调查结果表明，一些肠易激综合征患者甚至愿意用寿命缩短10~15年来换取自己的肠易激综合征被立即治愈。而你只需花几周时间尝试该饮食方案，就能了解身体对饮食变化的反应。你可以监测一下，从今天起2周后，你的症状能好转多少？是好转了50%、75%还是100%？

这个方案不能替代医疗与营养护理。请你与医生或注册营养师分享本书中的信息，并寻求他们的帮助，尤其是在你除了患有肠易激综合征外还有其他健康问题的情况下。注册营养师可以帮你修改本书中的食物清单，使之更适合你。

你患有肠易激综合征吗？

从医学角度看，肠易激综合征是一种功能性肠病，它会使患者的消化系统功能失常。肠易激综合征患者可能出现以下症状。

- 腹痛或腹部痉挛。
- 腹胀（患者的主观感受为腹部饱胀、腹腔压力过大或有气体滞留，注意不能与腹部脂肪过多混淆）。
- 腹部膨隆（可测量到甚至肉眼观察到腰围增加）。
- 产气（屁）过多。
- 排便有紧迫感。
- 腹泻（大便稀薄、呈水样，或排便频繁）。
- 便秘（大便坚硬、干燥，或排便次数少）。

- 腹泻和便秘交替出现。

- 有排便不尽感。

- 易疲劳。

肠易激综合征分为便秘型（IBS-C）、腹泻型（IBS-D）和混合型（IBS-M）。

排便的频率和大便的形状发生一些变化是正常的，这取决于你吃了什么。例如，吃素的人往往比吃肉的人排便更频繁、大便更软。这不算医学问题，而是正常的生理现象。频繁地排出气体，每天 7~22 次之多，也是正常的。这些数字并不能说明全部问题，肠易激综合征症状对你的社交、工作和学习造成的影响要大得多。

对有些患者来说，肠易激综合征仅仅是带来一点儿麻烦；而对另一些患者来说，它可不仅仅是得了一场病而已，特别是如果还伴有抑郁、焦虑、疲劳或睡眠质量不佳。在最糟糕的情况下，肠易激综合征可以支配一个人的生活，危及他的情感关系、工作和生活质量。同时，肠易激综合征会给患者带来不小的经济负担，除了每个月平均缺勤 2 天（此外，每个月平均有 9 天的工作或学习会受到影响），看医生、做检查、吃药也要花很多钱。事实上在美国，肠易激综合征是消化科最常见的疾病之一，影响着约 3 500 万美国人。

尽管医学界对肠易激综合征的研究不断深入，但我们仍然不知道它的确切病因。多年来，医学界对肠易激综合征的看法在不断演变，并且未来很可能继续变化。目前看来，肠易激综合征的诱发因素包括以下几种。

- 在推动食物通过消化道时，肠道肌肉协调性差或发生痉挛。

- 内脏高敏感性：当多余的气体或液体积聚在肠道时，肠道的疼痛感会非常强烈。

- 肠道和大脑之间沟通不畅，这可能是由精神压力过大引起的，但精神压力如何作用于肠道目前尚不清楚。
- 轻度炎症或自身免疫问题。
- 肠道菌群失衡，可能出现在食物中毒或严重的胃病之后。（肠道菌群是生活在肠道中的微生物群体，包括细菌和酵母菌等。每个人的肠道菌群和指纹一样，都是独特的。）

值得庆幸的是，低发漫饮食对所有类型的肠易激综合征患者都有帮助。患有肠易激综合征不见得是因为你一直在吃不该吃的食物。然而找到适合自己的饮食，可以帮你再次享受美食，并让你重新掌握如厕这件事。在医学界的研究人员弄清肠易激综合征的发病原因之前，解决这些问题也是我们的重要目标。

肠易激综合征的诊断

如果你出现了疑似肠易激综合征的症状，我建议你进行全面的医疗评估。医生会根据你的症状的特点，将其与其他消化系统疾病和消化系统失调的诊断标准进行比较，并综合考虑你的病史、家族史、体检和测试结果。对年轻人来说，如果没有以下任何报警症状，一次门诊就医可能就足以诊断出肠易激综合征。如果你有以下的一个或多个报警症状，就需要先排除患其他疾病的可能性，我建议你先向消化科医生咨询。如果你是女性，尤其是 40 岁以上的女性，不要忘记向妇科医生咨询，因为腹胀和腹痛并不一定与消化系统有关，还可能是生殖系统或泌尿系统出现了问题。有些患者还需要进行盆底评估，以便发现所有可能影响肠道功能的神经肌肉功能紊乱的问题。

以下是报警症状。

- 想要排便的冲动强烈到可以把你从睡眠中唤醒。

- 直肠出血。

- 50 岁以上开始发病。

- 非自愿性的体重减轻。

- 缺铁性贫血。

- 有结肠癌家族史。

- 大便失禁或遗粪。

- 发热。

此外，出现以下任何情况都可能影响医生对你病情的评估。

- 患有肛门直肠疾病，如肛周脓肿、肛裂、外痔或肛门软纤维瘤。

- 关节疼痛或患有关节炎。

- 生长缓慢（在儿童阶段）或发育停滞。

- 瘙痒或皮疹。

- 有克罗恩病、溃疡性结肠炎、乳糜泻或卵巢癌家族史。

- 大便恶臭或油腻。

- 骨质疏松或骨量减少。

你如果曾经患感染性胃肠炎、胃轻瘫、短肠综合征、小肠梗阻、克罗恩病、肝病、周围神经炎、硬皮病、放射性肠炎、甲状腺功能减退、胰腺炎或胰腺功能不全、乳糜泻、憩室病等疾病，或长期使用阿片样物质、经历过食物中毒、做过肠道手术，请务必告知医生。

即使你被过度产气、腹胀、腹痛、腹泻或便秘折磨了多年，现在也需要重新检视这些症状。在过去的几年里，出现了许多新的治疗方法，除了特殊的饮食方案之外，服用益生菌和新的药物也具有不错的效果。所有肠易激综合征患者都有权利得到对病情的正确评估和尝试新疗法的机会。

与医生交谈的技巧

你可能想预约门诊，请医生对你的症状进行评估，尤其是当你出现新的症状时。当然，你也可能想在下一次体检时向医生提出有关肠易激综合征的问题。怎样才能充分利用问诊时间与医生交谈呢？

- 如果预约门诊，不要难为情，要详细地说明主要症状。医生会把你描述的内容作为和你讨论的重点。你如果担心因提到太多有关如厕的话题而尴尬，可以尝试将"排便习惯改变"或"腹痛"作为关键词，即使只说"消化道问题"也比什么都不说好得多。

- 即使你很擅长在网上搜索信息，但为了自己着想，你也不能进行自我诊断。你一定希望医生用他所有的专业技能和经验来评估你的症状，而不是仅仅在你的病历上注明"有肠易激综合征病史"。

- 使用合作性语言。比如，你可以对医生说："我想在改变饮食习惯之前确定自己是否患有乳糜泻。如何排除患乳糜泻的可能性呢？我很担心，因为我有不明原因的贫血以及乳糜泻家族病史。"这样做比仅仅向医生表达你担心自己患有哪些疾病要好得多，因为医生可能认为你的症状源于你的焦虑。在医学实践中，"排除"这个思路很重要，当你使用合作性语言时，医生很容易和你产生共鸣。

- 把你的症状列成一份清单，并带着它去看病。你是什么时候开始有这些症状？它们是持续不断的还是间歇出现的？你觉得可能是什么原因导致这些症状出现的？怎样做能缓解这些症状？你有没有在其他地方做过相关的测试和检查？你可以把这些信息都提供给医生。

- 你完全可以向医生提出转到消化科就诊的要求。你可以试试这样说："根据我的症状来看，我是否需要到消化科专家那里进行评估？"或"我一直想找一位营养师来帮助我治疗肠易激综合征，您能为我推荐一位有处理肠易激综合征经验的注册营养师吗？"你也可以根据医疗保险的覆盖范围和当地的医疗习惯，寻找合适的消化科专家或注册营养师。如果他们要求你提供病历，你可以联系你的主治医生，请他提供你的病历。

改变碳水，改变生活

你如果已被诊断出肠易激综合征，为了解决层出不穷的胃肠道问题而打开本书，那么你是否愿意花几周时间做一个饮食试验？据我所知，我的很多读者都通过这个试验改变了自己的生活。以下是一位名叫 B.R. 的读者的自述。

"我的前半生几乎一直在与肠易激综合征做斗争。30 多岁时，我的腹痛和腹胀的症状加剧了，我疯狂地通过改变饮食和运动来对抗这些症状。但 40 多岁时，这些症状几乎占据了我的日常生活。

随着我不断深入了解饮食和结肠健康的关系，我摄取的高发漫食物越来越多。事实上，在读你的书之前，我每天能吃掉 5 个苹果，还吃大量的洋葱、大蒜和番茄酱，并经常以思慕雪作为早餐，我从来没有怀疑过它们会造成胃肠道问题。

如今，我的症状已经消失了 95%（大多数时候完全没有症状）。剩下的 5% 的症状确实不算什么，它们只会出现在我忍不住吃一些不该吃的食物时。这真是一个奇迹！我无法告诉你在此之前我做了多少祈祷、曾多少次在沙发上、床上用热水袋敷肚子以缓解疼痛。我花了大量时间、精力和金钱来帮助自己。我购买并使用了每一个可能有用的产品，买了很多书，并尝试了很多饮食方案。我亲爱的丈夫多年来一直忍受着这一切。感谢你帮助我摆脱了肠易激综合征的困扰。"

首先我要承认，排除发漫的饮食方案操作起来并不容易。但是，大部分患肠易激综合征的读者都通过该方案使自身的症状得到了缓解。你如果和 B.R. 有相似的经历，就一定会认同她的观点——这绝对值得一试。对另一些读者来说，虽然这个方案对他们来说，效果不是那么明显，但他们认为了解发漫食物是如何对他们造成影响的也很有帮助，例如这位读者在购书网站上发表的评论：

"这个发现让我很惊讶！我认为会使我产生不适感的食物实际上是没问题的，而我认为没问题的食物却给我带来了麻烦。另外，当我发现我对许多食物的耐受度并不像我想象中的那样低时，我松了一口气。事实上，在执行完发漫排除的方案之后，我能吃的食物的种类反而更多了。"

这套方案为你提供了改善饮食方式、进而改善生活方式的策略。在本书中，我将有关发漫的知识转化为实用工具，你可以根据它们来购买食材和设计食谱，以获得最佳效果。

关于肠易激综合征的一些问题

我应该做呼气试验以检测是否吸收不良吗？

检测乳糖、果糖、甘露糖醇或山梨糖醇是否吸收不良的呼气试验并不能帮助医生判断你是否患有肠易激综合征。从某种程度上说，糖类吸收不良是很正常的，很多人都无法完全吸收糖类，但这并不代表他们患有肠易激综合征，他们摄入糖类后也不会出现肠易激综合征的症状。

早期的相关研究只关注了那些被诊断为肠易激综合征并且果糖吸收不良的患者。最近英国的一项研究则发现，通过做呼气试验被诊断出果糖吸收不良的患者对低发漫饮食的反应更好。然而与此同时，近期的一些研究也表明，有些肠易激综合征患者虽然能够较好地吸收果糖，但依然会出现糖类不耐受的症状；而有些患者虽然没有果糖吸收不良的情况，但采用低发漫饮食法后，他们的症状得到了缓解。不论患者是否做过呼气试验，我都要求他们在排除阶段不吃含大量果糖、乳糖、甘露糖醇和山梨糖醇的食物。实际上，我很少要求患者在采用低发漫饮食法前做呼气试验。

我的医生说，饮食因素对肠易激综合征并不重要，我可以吃任何想吃的东西。她为什么这么说？

很多患者都说他们从医生那里听到了这种说法，尤其是当他们昏昏沉沉地从肠镜检查中醒来时。说实话，此时此刻，医生也许正为不必告知你任何可怕的发现而高兴。医生可能在想："还好不是癌症。"医生知道饮食多样化的重要性，所以不希望你在不必要的情况下限制饮食，也不希望你盲目采用某种令人存疑的流行饮食法。如果你体重偏轻，医生可能希望你多吃点儿，仅此而已。

我认为医生的这种说法充满善意但不太准确。作为一名营养学家，我坚信饮食很重要。我们的胃肠道会受到经过它的食物的影响，这是显而易见的。营养素不仅仅是身体组织的构成成分，还作为化学信使作用于身体的每个细胞。除了给人体提供能量，它们还要给与人共生的肠道菌群提供能量。我很少需要说服肠易激综合征患者饮食有多么重要，因为他们早就意识到这一点了。

如果我是医生，我会这样告诉患者："尽可能地使饮食多样化很重要，然而，某些食物会引发肠易激综合征的症状。你要做的就是找出哪些食物能够滋养你的身体，同时能最大限度地减轻你的症状。"既然我已经假设自己是医生了，不妨继续设想下去。接下来，我会说："我想为你介绍一位注册营养师，他可以帮助你解决这个问题。"虽然越来越多的消化科医生开始与营养师密切合作，为肠易激综合征患者争取最好的结果，但你不必非要等到医生提出建议才向营养师咨询。你可以主动让你的主治医生或消化科医生推荐一位注册营养师，或者直接与注册营养师取得联系。

"内脏高敏感性"是真实存在的，还是一种主观想象？

在消化过程中，人的内脏会受到刺激，正常情况下，这种刺激是无痛的。而对有些人来说，这种刺激会带来疼痛感，这就属于"内脏高敏感性"。人体对疼痛感知的差异可能与血清素及其他神经递质、激素、肠道菌群产生的物质有关。心理因素如焦虑、创伤性记忆以及从他人那里得到的有关疼痛的反馈，也会对此有影响。乍一听上去，这好像是在说"一切都是你主观想象出来的"，但看不见摸不着的心理因素确实会与人体的生理差异相互影响。

为了感受人们在完全相同的条件下可能产生的不同的感觉，我们来想象这样一个场景：在一个寒冷的冬天，一家人聚在开着暖气的房间里。虽然整个房间的温度都是 20 ℃，但房间里的人却有着不同的感受。大多数人感觉很舒适，但奶奶还想把温度调高，她手指发白、甲床发蓝，而且浑身发抖——她真的很冷！而妈妈不得不走到房间外面，并脱掉好几件衣服，因为她正在经历潮热，她满脸通红、浑身冒汗。与此同时，孩子们光着脚高兴地跑来跑去，他们只穿着纸尿裤和内衣。没有人会否认奶奶是真的觉得冷，也没有人会否认妈妈是真的觉得热。同样的，每个肠易激综合征患者的感受可能都是不同的，但不能说他们的感受是不真实的。

我经常听到"肠道菌群失调"这种说法，它具体指什么？

有些人肠道内的微生物群体不能再保持平衡，这种失衡就是肠道菌群失调。这种失调主要体现在肠道内的微生物的种类和数量的变化上。目前，相关研究还停留在了解肠道菌群如何影响人类健康的阶段，比如"健康的肠道菌群是什么样的"。在有关肠易激综合征的研究中，我最感兴趣的是：

肠道菌群失调是如何影响肠道炎症、肠黏膜通透性、肠道运动性和肠道疼痛的。

关于发漫的概况

现在你应该已经知道，发漫是指可发酵的低聚糖、双糖、单糖和多元醇，它们有以下几个共同点。

- 它们都属于碳水化合物（其中包括某些糖和膳食纤维）。
- 它们在消化过程中很难被吸收。
- 它们能被肠道内的微生物迅速发酵，在这个过程中会产生大量气体。
- 它们能通过渗透作用将液体吸入肠道。

列举一些发漫的具体例子。

- 乳糖（存在于牛奶、酸奶和冰激凌中）。
- 果糖（存在于水果、果葡糖浆、蜂蜜和龙舌兰糖浆中）。
- 山梨糖醇和甘露糖醇（属于多元醇，存在于某些水果、蔬菜，以及某些类型的无糖食品和营养补充剂中）。
- 低聚糖,包括低聚半乳糖和果聚糖(存在于小麦、洋葱、大蒜、菊苣根、大豆、鹰嘴豆泥和豆乳中）。

如果你摄入的发漫成分含量超过了你的承受能力，肠道内的液体负荷就会增加，产生的气体也会增加，这两种情况都会导致肠道膨胀（想象一下注水气球的样子），从而使肠易激综合征患者出现症状。

发漫成分含量高的食物不一定就是"坏"食物，事实上，很多高发漫食物都是极佳的营养来源，而且很好吃。只是对肠易激综合征患者来说，这些高发漫食物中的好东西可能太多了一点。而肠道功能正常的人，完全可以轻松处理一些额外多出来的液体和气体，事实上，吸收不良、肠内发酵、渗透作用都是人体内正常的生理活动。发酵实际上产生了一些对我们的健康有益的物质。排除和重新引入高发漫食物的目的并不是要完全杜绝发酵，而是要选出那些发酵速度较慢的食物，并将肠内发酵保持在一个可控的程度。

看见"整片森林"而非"一棵树"

当莫纳什大学的研究团队创造出发漫这个术语时，他们意识到这组碳水化合物有一些共同点，而且它们对肠易激综合征患者有一种累积效应。研究人员发现，减少了饮食中高发漫食物的总摄入量，恼人的肠道症状就可以大大减少甚至消除。

由于各种发漫成分都被放进了同一个"桶"，也就是

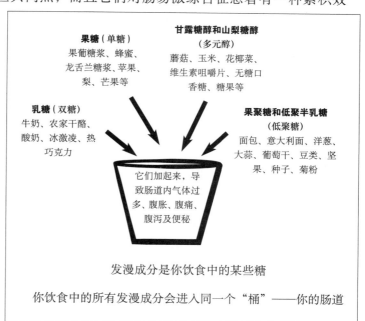

果糖（单糖）
果葡糖浆、蜂蜜、龙舌兰糖浆、苹果、梨、芒果等

甘露糖醇和山梨糖醇
（多元醇）
蘑菇、玉米、花椰菜、维生素咀嚼片、无糖口香糖、糖果等

乳糖（双糖）
牛奶、农家干酪、酸奶、冰激凌、热巧克力

果聚糖和低聚半乳糖
（低聚糖）
面包、意大利面、洋葱、大蒜、葡萄干、豆类、坚果、种子、菊粉

它们加起来，导致肠道内气体过多、腹胀、腹痛、腹泻及便秘

发漫成分是你饮食中的某些糖

你饮食中的所有发漫成分会进入同一个"桶"——你的肠道

你的肠道，因此如果不从整体着眼并通盘考虑所有发漫成分，就很难弄清到底是什么导致了问题。此外，这种影响是有剂量效应的，也就是说，你在一餐或一天中摄入的发漫成分越多，你的症状就可能越严重。过高的发漫负荷可能来自大量的同一种食物，也可能来自同一时间内摄入的几种不同食物。因此，一餐或一天中摄入的所有含发漫成分的食物都要重视，而不仅仅是只关注刚吃的餐食。从我的第一本书开始，我就一直在使用"桶"这个比喻，我的读者告诉我，这真的能帮助他们理解为什么着眼于整体是如此重要。

还有一点需要考虑，从你吃下发漫食物到你有症状出现，这之间是有时间延迟的。早餐吃的思慕雪中的乳糖和果糖可能午餐时间才到达大肠，引起产气和腹胀。由此带来的腹内压力增大，再加上吃午餐导致的胃容量扩大，可能会让你觉得很痛苦。你可能还在想午餐吃了什么导致自己胃痛，那你就想错了，你这是在错误的一餐中寻找问题。

这个思路也有助于解释为什么你在某一天吃冰激凌没出现问题，但换另一天吃就出问题了。在出问题的那一天，你可能还吃了很多其他的发漫食物但你没有意识到。举个例子，你可能在家吃了富含膳食纤维的早餐麦片并喝了牛奶，在上班的路上喝了一杯拿铁咖啡，上午吃了一个苹果和一根膳食纤维能量棒，午餐吃了三明治、水果并喝了酸奶，晚餐吃了加大蒜、蘑菇和洋葱的比萨，而饭后甜点是冰激凌。尽管冰激凌可能只是引起腹痛的"最后一根稻草"，但你会把所有的错误都归咎于它。

由于这些原因，食物不耐受往往并不遵循可以预测的因果模式。我的许多患者多年来一直试图找出困扰他们的食物，但在如此复杂的情况下，简单地记录饮食和症状并没有太大的帮助。如果没有策略和计划，想要确定是什么食物引发了肠易激综合征的症状是非常困难的。而如果能按照本方案中的策略和计划操作，这些问题就不难解决。

排除发漫成分的饮食方案是什么样的

从饮食中排除发漫成分是一个过程，而不只是一份高发漫食物和低发漫食物的清单。它是一种有策略、有计划的探究型方案。在这个划分为多阶段的过程中，你需要监测自己的症状，它能帮助你了解你的症状是否与发漫成分有关，以及它们以何种程度影响你。其最终目标是让你在耐受范围内吃得更丰富、更有营养，而不是用一刀切的方式限制你的饮食。

如果这种饮食方案适合你，那么在刚开始的时候，我建议你严格限制所有的高发漫食物。在排除阶段，步骤 3 和步骤 4 是最严格的。这段时期通常会快速产生很明显的效果。如果发漫成分确实是你的肠易激综合征症状的诱因，你的症状应该很快就能得到改善，通常是在 2 周以内，有的甚至是立即见效。此时，你会感觉非常舒适，以至于你不急于将高发漫食物重新引入饮食；或者正相反，你也可能急于恢复以前的饮食方式。不论你属于哪种情况，都会很快来到重新引入阶段。在该阶段，你将采用可控的方式，每次重新引入一种高发漫食物。通过这种方式，你就能了解哪些高发漫食物是你能耐受的，以及你的耐受度有多高。

你如果打算试试，可以用 6 周左右的时间完成重新引入阶段。你也可以根据医生的建议适当延长该阶段的时间，前提是你仍要定期引入新的高发漫食物。重新引入阶段结束后，你就能根据收集到的信息，在耐受范围内，以最大的自由度去选择各种美食。

执行该方案可能产生的结果

这个方案产生的最重要的结果就是让你了解你的身体对你所吃食物的反应。你能知道自己的症状是否与高发漫食物有关（大多数读者发现高发漫食物确实是他们肠易激综合征症状的诱因），还能了解哪些高发漫食物对你造成的困扰最大，以及你对各种发漫成分的耐受度。

以下是几种典型结果。

- 你可能会发现只有 1~2 种发漫成分，引发了你的大部分症状。乳糖不耐受是最常见的例子。许多人不知道他们对乳糖不耐受，而一些人即使知道，也严重低估了少量乳糖对他们的健康造成的影响。虽然有些患有乳糖不耐受的人可以偶尔喝一杯拿铁咖啡或吃一个冰激凌，但其他人就不行。由于症状会延迟出现，而且其他发漫成分会带来干扰，要弄清你是否患有乳糖不耐受并没有想象的那么容易。排除发漫成分的饮食方案能帮你分离出各种变量，从而弄清这个问题。

- 你可能发现，只要不过量，你可以耐受各种类型的发漫成分。虽然计算发漫成分的总摄入量有点儿麻烦，但好消息是，你可以适度地吃各种食物。一名患者对我说："我每天刻意避开一种发漫成分，而对其他发漫成分采取比较宽松的态度。只要我不同时大量摄入它们，症状就不会出现。"

- 大多数人都能找到吃高发漫食物的方法。例如，你发现果糖是你的症状诱因，但苹果是你最喜欢的水果，你可以一次只吃一个较小的苹果或几片苹果，也可以降低吃苹果的频率，还可以在一天中避免再吃其他高果糖食物。当然，你也可以敞开肚皮吃，并忍受因此产生的腹痛。

- 你也可能会发现，每一种发漫成分，你都不能大量耐受。如果是这种情况，最好在一段时间内采用低发漫饮食法，或者长期采用中等程度的低发漫饮食法。虽然这种情况不太理想，但你可以尽可能地吃各种低发漫食物，并向注册营养师咨询以解决潜在的营养不良问题。

低发漫饮食的好处和风险

通过饮食来管理胃肠道症状确实有很多好处，其中最大的好处就是生活质量得以提高。了解发漫成分如何影响你的身体有助于你控制自己的症状，你的生活将不再以对抗肠易激综合征为中心。获得足够的信心后，你就可以放心大胆地活动而不需要考虑附近有没有厕所。没有腹胀和腹痛，你就能更充分地关注工作和人际关系。你不必在医疗保险、无效的治疗以及不必要的手术上浪费大量金钱，也不再需要大量服用昂贵的处方药。而且，一旦知道了自己能够耐受哪些食物，你就可以通过增加食物种类来丰富饮食。

然而，低发漫饮食的排除阶段也存在一些潜在的风险。首先，营养的摄入情况会受到饮食的影响。不过这也不见得就一定是坏事，比如，遵循低发漫饮食法的人，摄入的糖就比较少。但是，低发漫饮食也有可能对营养摄入产生负面影响。然而，这种风险既不是低发漫饮食特有的，也不是不能避免的。一套计划周密、包含多种食物的低发漫饮食方案，就可以提供充足的营养。而当人们只是单纯地限制饮食，比如不吃乳制品或只吃素食，他们才更可能出现营养摄入不足的情况。举例来说，如果有人选择通过不吃乳制品而不是改用无乳糖乳制品来减少发漫成分的摄入量，那么他的钙摄入量就会降低。

还有一个值得重视的潜在风险是低发漫饮食会影响益生元的摄入。益生元是我们结肠中有益菌的食物，如果减少了它们的食物供给，由有益菌所生产的有益消化系统健康的物质（如短链脂肪酸）也可能会减少。

减少发漫成分的摄入量是否会长期影响短链脂肪酸的产生目前还是未知的。如果你和你的医生都认为这些可能的风险大于低发漫饮食的好处，你可以选择先不尝试低发漫饮食，但这可能不是个完美决定，尤其是在你正被症状困扰的时候。

以下是我的建议，以帮助你降低潜在的风险。

1. 仔细阅读下面的"低发漫饮食是否适合你"。你如果没有肠易激综合征症状或者不能在保证安全的前提下限制饮食，就不要采取这种饮食方式。

2. 尽可能地增加低发漫食物的种类，以获得足够的营养。

3. 除非有医生的指示，否则不要让排除阶段的时间超过 4 周。如果低发漫饮食对你的肠易激综合征症状没有帮助，就立即停止，不要再过度限制饮食。

4. 你要知道肠道内有些气体是正常的，你的大便形态和排便时间每天都有些变化也是正常的，这取决于你吃了什么。这些情况可能只是饮食改变的正常结果，是为了让肠道菌群正常工作而付出的小代价。

5. 你如果忧虑营养或益生菌的摄入是否充足，请在专业营养师的帮助下解决这些问题。

低发漫饮食是否适合你

目前尚无确凿的研究结果表明哪些人能从低发漫饮食中获益。你和你的医生可以考虑以下问题，来决定低发漫饮食是否适合你。

你是否有可以通过低发漫饮食来缓解的症状，如腹痛、腹胀、腹部膨隆、产气过多、腹泻、便秘或易疲劳？

是。请看下一个问题。

否。请停止。低发漫饮食对你不起作用。没有上述症状的人不应该从饮食中排除发漫成分。

你是否尝试通过改善生活习惯（如规律饮食、缓解精神压力、运动、摄入充足的膳食纤维和水分）来控制你的症状？

是，但它们无法缓解症状，或者摄入膳食纤维会导致症状恶化。请看下一个问题。

否。请停在这一步。你可以尝试逐渐增加水果、蔬菜、全谷物、豆类、坚果和种子的摄入量，并向医生或注册营养师寻求有关服用膳食纤维补充剂的建议。众所周知，富含膳食纤维的食物有很多益处，如果这类食物有助于改善你的症状，那就再好不过了。按时进餐，多喝水，多尝试有助于缓解压力的方法，如定期运动、做瑜伽或做引导式冥想。如果尝试这些方法一两个月后仍没有效果，那么请看下一个问题。

你是否已经请专业医生对你进行了诊断？

是，我已被诊断出患肠易激综合征。请看下一个问题。这种饮食方式就是为肠易激综合征患者设计的。

是，而且我还被诊断出患小肠细菌过度生长（SIBO）、克罗恩病、溃疡性结肠炎、乳糜泻、非乳糜泻麸质敏感、慢性便秘、功能性腹泻或胃食管反流病（GERD）。请你根据医生或注册营养师的建议判断是否选择低发漫饮食。虽然这种饮食对许多有类似肠易激综合征症状的人都有帮助，甚至能缓解其他胃肠道疾病症状。但根据你的情况来看，你可能有更紧迫的营养问题需要优先解决。

否。请停止。先请专业医生对你进行诊断。

你是否经常或偶尔食用高发漫食物？（在思考这个问题的时候，请参考第 32 页的"发漫成分含量排名前 40 的食物"。）

是。请看下一个问题。

否。请停止。请与你的主治医生讨论其他治疗方法。如果你日常饮食中的发漫成分含量已经很低，那么期望通过低发漫饮食来缓解症状是不现实的。

不确定。你如果一直在使用过时或有问题的资料自行尝试低发漫饮食，或者没有得到过正确的指导，那么在认定这种饮食法不起作用之前，用本书中的工具对你的饮食进行微调也许值得一试。

你身上是否有不适用于排除阶段的危险信号？这些信号包括危重疾病、重大心理疾病、认知障碍、营养不良、饮食障碍（过去有、现在有或有患病风险）、焦虑以及儿童时期或青少年时期的完美主义倾向。

否。请看下一个问题。

是。请停止。你只有在医生同意的情况下才能执行本书中的低发漫饮食方案，但他们可能建议你不要限制饮食。有些人不适合进行任何形式的限制性饮食。这些危险信号并不是专门针对低发漫饮食的，而是表明你可能对所有的限制性饮食都无法完全实行。如果你出现了其中的某个危险信号，专业的营养师会根据他对发漫成分的了解给你提出具体的饮食建议，而不必非要实行低发漫饮食法。

你是否愿意并能够花 2~10 周做一个饮食试验？

是。请看下一个问题。大多数人在 2~4 周内就能知道从饮食中排除高发漫食物是否有帮助；然后，当你开始再次食用高发漫食物时，你还需要大约 6 周的时间来了解它们对你的影响。

否。请停止。你可以考虑采用轻发漫饮食法（详见第 176 页）。

不确定。我愿意尝试，但我没时间亲自选择和购买食物。你如果经常外出用餐，就可能无法对饮食有足够的掌控来执行低发漫饮食方案。你可以考虑采用轻发漫饮食法。

你是否有其他的病症，需要对你的饮食计划、食物或饮料的选择格外小心？包括但不限于食物过敏、小肠梗阻、嗜酸细胞性食管炎、胃轻瘫、憩室炎、炎性肠病、小肠细菌过度生长、胃食管反流病、遗传性果糖不耐受、乳糜泻、痛风、肾结石、糖尿病、高血压、高胆固醇血症或间质性膀胱炎。你如果不确定，请向医生咨询。另外，你是否在服用或注射某些药物，需要对你的饮食计划、食物或饮料的选择格外小心？包括但不限于胰岛素、血液稀释剂或精神类药物。你如果不确定，请向药剂师或开具处方的医生咨询。

否。请看下一个问题。

是。请停止。你只有在营养学专家（如注册营养师）的指导下才能执行低发漫饮食方案，本书中的食物清单、购物清单和食谱可能需要修改。

你是否因某些理由限制你的饮食？例如，你非常挑食吗？你不吃麸质或乳制品吗？你是素食者吗？

否。请继续往下读。

是。请慎重行事。尽管品种多样化的低发漫饮食，可以提供足够的营养，但如果在限制发漫的基础上再加上额外的限制，你就需要采取更多方法来帮助你获得足够的营养，如蛋白质、钙和膳食纤维。你如果担心自己因多种饮食限制而无法获得足够的营养，可以考虑采用轻发漫饮食法。

祝贺你！如果你读到了这里，那么你就是适合选择低发漫饮食来管理肠易激综合征症状的最佳人选。请你满怀希望地开始吧！几周后，你就会知道低发漫饮食对治疗你的肠易激综合征是否有效。

发漫成分含量排名前 40 的食物

自 2008 年我开始使用发漫这个概念以来，我查阅了来自肠易激综合征患者的数千份食物记录。下面这个清单里包含了我在患者的食物记录中反复看到的高发漫食物。属于你的高发漫食物可能会有所不同，尤其是如果你吃的还是来自其他国家或文化的传统饮食。所以请查看第152页的"这些食物含有发漫成分"以获得更完整的高发漫食物清单。

1．牛奶（1 杯[①]）

2．咖啡饮料（如拿铁咖啡）中的牛奶或热巧克力（1 杯）

――――――――――
[①]在本书中，1 杯 =240 mL，1 大勺 =15 mL，1 小勺 =5 mL。

3. 酸奶（$^3/_4$ 杯）

4. 用牛奶、奶油、大豆或椰子制成的冰激凌（1 杯）

5. 冰沙（1 杯）、奶昔粉（1 深口勺）、蛋白粉（1 包）

6. 农家干酪（cottage cheese）或里科塔奶酪（$^1/_2$ 杯）

7. 豆类（$^1/_2$ 杯）

8. 鹰嘴豆泥（2 大勺）

9. 苹果（1 个小的）

10. 梨（1 个小的）

11. 西瓜（$^1/_2$ 杯）

12. 其他新鲜水果（$^1/_2$ 杯）

13. 果汁或蔬菜汁（$^1/_2$ 杯）

14. 混合干果（1 把）

15. 洋葱（$^1/_2$ 杯）

16. 大蒜（1 小勺）

17. 花椰菜（$^1/_2$ 杯）

18. 玉米粒（$^1/_2$ 杯）

19. 蘑菇（$^1/_2$ 杯）

20. 抱子甘蓝（$^1/_2$ 杯）

21. 速冻食品（1 份）

22. 汤（1 杯）

23. 坚果（1 把）

24. 面包或三明治（2 片或 1 个）

25. 无麸质面包（2 片）

26. 早餐谷物食品，如燕麦片（$\frac{1}{2}$ 杯）

27. 膳食纤维能量棒或蛋白质能量棒（1 根）

28. 比萨（1 片）

29. 百吉饼（1 个）

30. 含糖饮料，如苏打水、汽水、茶饮料或柠檬水（1 杯）

31. 花草茶（1 杯）

32. 鸡尾酒（1 杯）

33. 蜂蜜或糖浆，如龙舌兰糖浆、煎饼糖浆或雪莲果糖浆（1 大勺）

34. 复合调味料（1 小勺）

35. 番茄酱或烤肉酱（1 大勺）

36. 沙拉酱（2 大勺）

37. 无糖口香糖或糖果（1 块）

38. 牛奶巧克力或白巧克力（28 g）

39. 菊粉膳食纤维补充剂（1 份）

40. 咀嚼片或软糖式补充剂（1 份）

我这里有一个小练习，它可能会挑战你有关肠易激综合征饮食的一些观念。比如，你可能一直认为面包和意大利面这样的食物对肠易激综合征患者来说是安全的，也可能你从小就喝牛奶，你很难相信牛奶会给你带来问题。你如果为了健康特意在饮食中添加了一些食物，可能也不会怀疑这些食物有问题。

请在刚才的清单中圈出你经常吃的食物以及你偶尔吃的食物，比如当季的水果或蔬菜。用荧光笔标出那些你每天吃好几次或者一次吃好多的食物。拿出量杯和量勺，以提醒自己 1 杯或 1 大勺的容量有多少。

请记住，比起你很少吃或只吃一点点的食物，那些你最常吃尤其是你吃得很多的食物对你的健康影响更大。对于清单上的这些食物，你吃的种类越多，分量越大，那么低发漫饮食的排除阶段对你产生的影响也可能更大。

但是，请你不要误解我的意思，清单上的这些食物并不是"坏"的食物。只是对有些人来说，这些食物可能含有过多的好东西，而他们的肠道耐受不了。在步骤6~8中，你会将这个清单上最有营养的食物重新引入饮食。那时，你也许会更了解清单上这些食物的"低发漫版本"，例如无乳糖牛奶、酸面包和各种低发漫茶饮。

关于低发漫饮食的一些问题

低发漫饮食能治愈我的肠易激综合征吗？

由于导致肠易激综合征的根本原因尚不明确，而且它可能受多种因素影响，因此寄希望于任何一种单一的手段（如改变饮食习惯）来治愈这种疾病是不现实的。低发漫饮食让很多患者控制住了他们的症状，所以即使不能治愈肠易激综合征，你可能也会对结果感到满意。

怎么可能是小麦导致的问题？我每天都吃小麦制品，而很多时候我并没有觉得不舒服！

小麦是我们很多人的主食，因此你可能从来没有怀疑过它可能导致肠易激综合征症状。事实上，这个肇事者就隐藏在众目睽睽之下。当你吃下的水果、蔬菜、牛奶或豆类不多时，你可能更能耐受住面包、百吉饼、意大利面、饼干、比萨、中式面点等含小麦的食物。这样的饮食方式也许能让你的肠易激综合征症状维持在可控的程度。但这样做的缺点是，你摄入的营养素种类有限，而且还会摄入大量无营养的热量。

我怎样才能找到帮助我执行低发漫饮食方案的营养师？

你可以请你的主治医生或消化科医生为你介绍一位有经验的营养师。和其他医疗行业从业者一样，营养师也有全科和专科之分，专科营养师专门帮助有某些特定疾病的患者，而一个普通的全科营养师可能对低发漫饮食的了解并不全面。此外，你如果能向营养师详细而坦诚地说明你就诊的原因，并提前说明自身其他重要的医疗或心理状况，就能得到更有针对性的帮助。

我有炎性肠病，低发漫饮食对我有帮助吗？

不要将炎性肠病与肠易激综合征混淆。炎性肠病包括克罗恩病和溃疡性结肠炎。与肠易激综合征不同，炎性肠病会导致明显的炎症、溃疡和其他胃肠道损伤。在确诊肠易激综合征之前，医生会先确定你是否患炎性肠病，治疗二者的医疗手段是不同的。

到目前为止，还没有令人信服的证据表明低发漫饮食有抗炎作用或可以代替药物治疗炎性肠病。然而，炎性肠病患者采用低发漫饮食法之后，腹胀、产气过多和腹痛的情况比采用普通饮食时有所减少，而且大便形态和排便频率趋于正常。在发生与炎性肠病相关的腹泻时，喝高发漫饮料（果汁或普通牛奶）来补充液体无疑是个不明智的选择。采用低发漫饮食法也许可以更好地缓解炎性肠病症状，但这样做的代价是饮食中的益生元会减少。在采用低发漫饮食法之前，请与医生探讨该饮食法的风险和好处。

你如果患有炎性肠病，尤其是有小肠梗阻的风险时，就一定要在营养师的指导下操作，本书中的食物清单可能需要进行修改，才能对你适用。还要注意的是，当进行到步骤 8 时，你要谨慎地对待重新引入高发漫食物的过程。当你的症状有所缓解时，你就会发现自己耐受的食物的种类增加了。

我患有（或可能患有）乳糜泻，我可以执行低发漫饮食法吗？

乳糜泻是一种免疫缺陷病，乳糜泻患者食用麸质后会出现具有破坏性的免疫反应。麸质是一种主要存在于小麦、大麦和黑麦中的蛋白质。在低发漫饮食的排除阶段，我们关注的重点是谷物中各种类型的碳水化合物，而不是麸质，因为麸质不属于发漫成分。低发漫饮食和无麸质饮食并不是一回事。话虽如此，但乳糜泻患者比其他人更有可能出现肠易激综合征或类似肠易激综合征的症状。如果你患有乳糜泻，并且严格遵循无麸质饮食法，但仍然有产气过多、腹痛、腹胀、腹泻或便秘症状，那么这些症状就很可能是发漫成分造成的。特别是在诊断出乳糜泻的初期，你刚刚开始采用无麸质饮食法，此时你的肠道还未得到康复，你可能会对乳糖、果糖和山梨糖醇吸收不良。一旦你坚持了较长时间的无麸质饮食法，你对这些碳水化合物的耐受度就会逐渐提高。你如果采用无麸质饮食法后仍然出现消化道问题，请向这方面的专家咨询，让他检查你的饮食，看看你是否吃了隐藏在某些食物中的麸质。之后，再考虑尝试低发漫饮食。

你如果患有乳糜泻，应该在营养师的指导下执行低发漫饮食法，尤其是在你无法很好地分辨哪些食物是麸质来源的时候。本书中的食物清单必须经过修改才能适用于你，因为低发漫食物不一定是无麸质食物。不过好在，将这两种饮食方式结合起来并不难，如果你患有乳糜泻，就一定要选择本书中所列食物的无麸质版本，并且在步骤6中不可以重新引入含麸质的食物。

如果你还没有确定是否患有乳糜泻，最好在执行低发漫饮食法之前先去进行相关检测。低发漫饮食可能会碰巧减少你的麸质摄入量，这会干扰检测结果的有效性。那么哪些人应该进行乳糜泻检测呢？根据美国胃肠病学会发布的指南，那些有吸收不良的症状、体征或相关实验依据的人，尤其是其父母、兄弟、姐妹或孩子患有乳糜泻的人，都建议进行检测。吸收不良的表现可能包括慢性腹泻（伴有或不伴有体重突然下降）、大便黏腻、进食后腹痛、腹胀、不明原因的贫血以及过早地发生骨质疏松，在儿童中还会出现发育不良。大多数成年乳糜泻患者不会出现上述的全部症状或体征，他们最常见的症状是缺铁性贫血。

我已经坚持了一段时间的无麸质饮食法，但我了解到发漫成分可能才是罪魁祸首。可以帮我详细解释一下吗？

无麸质饮食法是当今流行的饮食法之一，许多肠易激综合征患者都发现他们不吃小麦时感觉更舒适。许多人通过无麸质饮食法缓解了消化道症状，但是他们通常不知道是小麦里的哪些成分导致了症状出现，因为小麦不仅含有麸质，还含有其他各种复杂的蛋白质、碳水化合物、脂肪以及其他成分。

有些人会对小麦众多蛋白质中的某一类产生不良反应，如乳糜泻或疱疹样皮炎等自身免疫病患者对小麦中的麸质有不良反应。麸质可以引起典型的食物过敏或食物敏感症状。非乳糜泻麸质敏感是一种最近才被发现的情况，它指的是一个人即使没有患乳糜泻，也会对麸质有不良反应。麸质不是一种发漫成分，不过巧合的是，一些无麸质食品在低发漫饮食中发挥的效果很好，但无麸质并不等于低发漫。

小麦、大麦和黑麦还含有被称为"果聚糖"的碳水化合物，它们可能导致胃肠道症状。果聚糖是一种膳食纤维，属于发漫成分。由于美国人普遍以小麦为主食，所以小麦是美国人饮食中果聚糖的最主要来源。

你如果在没有乳糜泻或小麦过敏的情况下一直避免食用麸质，那么执行低发漫饮食法也许可以让你享用更多种类的食物。你如果通过执行低发漫饮食法发现导致症状出现的是果聚糖而不是麸质，那你就可以放心地食用少量麸质了。大多数肠易激综合征患者发现他们可以享用一些小麦制品，而这在无麸质饮食法中是不可能实现的。

我患有（或可能患有）小肠细菌过度生长，低发漫饮食对我能有帮助吗？

虽然大肠内有大量细菌是正常的，但正常情况下，小肠内的细菌应该比大肠内的少得多。你如果患有小肠细菌过度生长或有患该病的风险，就很可能会经历与肠易激综合征患者几乎相同的消化道症状的折磨，如产气过多、腹胀、腹部膨隆、腹痛、腹泻或便秘。此外，小肠细菌过度生长患者可能会有一些类似吸收不良的异常化验数值或体征表现的症状，比如体重下降、贫血、脂肪痢（大便中有脂肪）、血清维生素水平低。把小肠细菌过度生长和肠易激综合征区分开是很重要的，因为小肠细菌过度生长可以用抗生素治疗。抗生素利福昔明已被美国食品药品监督管理局（FDA）批准用于腹泻型肠易激综合征患者，它可以在一定程度上抑制小肠细菌过度生长或重置肠道菌群的种类。很可能有一部分肠易激综合征患者实际上患有小肠细菌过度生长。

医疗行业从业者和医学界研究人员仍在努力寻找诊断和治疗小肠细菌过度生长的最佳方法。请你与医生讨论以确定你的具体病情。目前，常规的做法是使用抗生素治疗。此外，根据常识来看，减少饮食中能被快速发酵的碳水化合物，可以阻止小肠细菌过度生长。尽管还没有定论表明何为最佳饮食法，但低发漫饮食法是被普遍采用的几种饮食法之一。你如果要治疗小肠细菌过度生长，请在完成抗生素治疗后立即安排执行低发漫饮食法。在进入到重新引入阶段的步骤 6 时，你将被引导到 B 计划，此时需要谨慎地重新引入高发漫食物。

我的孩子患有果糖吸收不良，低发漫饮食对他有帮助吗？

果糖是一种发漫成分，当你一次性摄入的果糖超过身体的吸收能力时，就会发生果糖吸收不良。有些人对果糖的吸收速度比其他人的慢，但每个人对果糖的吸收量都有一个限度。换句话说，果糖吸收不良在很大程度上可以说是正常的。如果不是经常出现果糖吸收不良的症状，我们可以将其看成膳食果糖不耐受，如果是这种情况，本书中的低发漫食物清单可能会对你有所帮助，因为对一种发漫成分不耐受的人，很可能对其他发漫成分也不耐受。适用于低发漫饮食排除阶段的食物，果糖含量都不高。虽然它们仍可能含少量果糖，但这些食物还是合适的，因为大多数患有膳食果糖不耐受的人是可以耐受少量果糖的。

限制孩子的饮食时，请保持高度的敏感性和灵活性。如果你的孩子患有膳食果糖不耐受，请你向儿科营养师咨询，以了解如何在不增加孩子焦虑或引起孩子对食物恐惧的情况下调整饮食。向营养师咨询时，可以把孩子留在家里，这样你就可以不必引起孩子的注意而悄悄改变家里的食物供应。比起限制饮食中所有的发漫成分，只限制或去除果糖对孩子来说可能更合适。低发漫饮食的步骤 6 中有关于高果糖食物的信息。"低发漫食物储藏柜"（详见第 87 页）中列出的低发漫水果应该可以被很好地耐受，不过要注意，根据孩子的年龄或体形特点，他们耐受的分量可能比标准分量要少。

低发漫饮食对遗传性果糖不耐受患者有帮助吗？

低发漫饮食不适合遗传性果糖不耐受患者。遗传性果糖不耐受是一种严重的遗传病。遗传性果糖不耐受患者不能摄入任何果糖，即使再少也不行。许多患者在婴儿期或儿童期就被诊断出患有遗传性果糖不耐受，通常是因为照顾者注意到孩子在摄入任何含果糖的食物，如白砂糖、水果或蜂蜜后出现强烈的不适。成年后仍未被诊断出遗传性果糖不耐受的情况非常罕见，因为遗传性果糖不耐受患者从童年时期开始就对任何种类的甜食都深恶痛绝。你如果患有遗传性果糖不耐受或怀疑自己患有遗传性果糖不耐受，就不应食用低发漫饮食中那些含果糖的食物。具体问题请向医生咨询。

我的医生说我有肠漏症，低发漫饮食对此会有帮助吗？

到目前为止，还没有直接证据表明低发漫饮食能改善肠漏症。肠漏症的规范名称是肠黏膜通透性增加。最近的科学研究表明，小肠在肠易激综合征中发挥的作用可能比我们以前认为的要大。肠易激综合征患者在肠黏膜通透性、免疫功能激活和组胺释放方面可能与常人有差异。尽管这只是初步的研究结果，而且我们还不清楚这些因素是如何相互作用的，但肠黏膜通透性很可能与肠道菌群和饮食因素有关。这就是低发漫饮食可能起作用的地方。最近有研究表明，与采用低发漫饮食法的肠易激综合征患者相比，采用高发漫饮食法的肠易激综合征患者尿液中组胺的含量（用来评估免疫激活水平的指标）更高。在另外一项研究对象为 6 位肠易激综合征患者的小规模研究中，科研人员发现低发漫饮食能使这些患者大便中的脂多糖水平趋于正常，而脂多糖水平和肠黏膜通透性有关。

蛋奶素食者和纯素食者可以执行低发漫饮食法吗？

乍一看，素食者似乎很难在低发漫饮食的排除阶段获得足够的蛋白质，但实际上，只要注意细节就可以做到。蛋奶素食者在排除阶段比纯素食者更容易获得足够的蛋白质，他们可以食用鸡蛋和无乳糖乳制品。

对不吃任何动物产品的纯素食者来说，获得充足的蛋白质是比较困难的。许多纯素食者的主食都含大量发漫成分。纯素食者面临的主要挑战是在不摄入太多低聚糖（主要存在于素食者的蛋白质来源——谷物、豆类、坚果和种子中）的情况下获得足够的蛋白质。纯素食者在执行低发漫饮食法时，必须吃种类繁多的低发漫食物才有可能获得足够的蛋白质。在这种情况下，只要认真规划饮食，为每一顿饭选择优质的蛋白质来源，就可以获得充足的蛋白质。可惜的是，我遇到过很多纯素食者，他们出于各种原因过度地限制饮食，比如不吃豆制品、玉米制品、土豆、麸质、坚果或茄属植物等。如果是这种情况，我不建议你尝试低发漫饮食法，因为你不可能从食物中获得足够的营养。

请参阅"常见的餐单变化"（第66页），了解一些关于蛋奶素食、纯素食的信息。参见"提供蛋白质的低发漫食物"（第267页），了解有关低发漫饮食中蛋白质来源的详细信息。

低发漫饮食对我的胃食管反流病有帮助吗？

在未患肠易激综合征的情况下，低发漫饮食并不是治疗胃食管反流病的首选饮食疗法。之所以发生反流，是因为食管下端的括约肌暂时松弛，胃内容物回流到食管中。胃酸与食管相接触或由此引发的炎症，会导致出现烧心等症状。

我的许多肠易激综合征患者同时患有胃食管反流病。有些患者反映，在执行低发漫饮食法的过程中，他们的反流症状与肠易激综合征症状同时得到了改善。由于并没有针对这种治疗效果的直接研究，所以我们只能推测其可能的原因。我们的肠道占据了腹腔内大部分的空间，并靠近位于上腹部的胃。食用高发漫食物后，肠道因充满液体和气体而膨胀，这可能会对胃施加了一些压力。这种压力会促使胃内容物反流到食管。这种情况在孕妇中也很常见，我们可以由此猜测，在腹部脂肪较多或腰部比较短的人身上这种影响也许会更严重一些。还有一种可能，在低发漫饮食期间，由于患者更注重选择健康的食物和较小的分量，因此反流症状得以缓解。此外，一项关于发漫成分的小型研究表明，食物在结肠内的发酵过程可能影响食管下括约肌的张力。无论如何，如果你的胃食管反流病有所改善，可以与你的医生讨论减少或停用你正在服用的治疗胃食管反流病的药物。

我想要减重，低发漫饮食可以帮助我实现目标吗？

有些人已经习惯了一听到饮食这个词就联想到减重。但在这里，我仅仅是用"饮食"这个词代表一组可供选择的食物。低发漫饮食不是一个减重项目，但话说回来，低发漫饮食绝不会让你的体重管理变得更困难。有些人以前的饮食中很少包含有助于保持健康体重的食物，这些人将能够通过低发漫饮食找到更多他们耐受的健康食品——水果、蔬菜和全谷物。执行低发漫饮食法，意味着少吃加工食品、少喝含糖饮料，如果你的食物选择需要改进，这个饮食法可能会对你有所帮助。

如果减重是你的健康目标之一，请注意以下几点建议。

- 尽量少吃甜食和低发漫烘焙食品，比如面包。
- 当涉及油脂的选择时，利用营养学知识进行判断。虽然它们的发漫成分含量低，但这并不意味着你可以无节制地吃黄油、椰子油。
- 你应该一如既往地注意饮食的分量。虽然玉米片和白米饭的发漫成分含量很低，但它们提供的热量很高。
- 以前的你可能时时刻刻离厕所不超过 20 米，当你不用再担心这一点时，你可以选择的运动就有很多。随着症状的改善，你可以逐渐开始户外运动，让骑行和徒步旅行重新成为生活的一部分。

我的医生希望我增重，低发漫饮食可以帮助我实现目标吗？

一些肠易激综合征患者处于一个非常困难的境地，他们需要增重，但又不得不限制食物的种类和分量以避免引发肠易激综合征的症状。一些体重偏低的肠易激综合征患者告诉我，他们对"你这么瘦，真是幸运啊！"之类的话语十分反感。体重过低是令人恐惧的，他们增重可能比其他人减重更困难。

很多低发漫食物的蛋白质含量和热量都相当可观，可以帮助你实现增重的目的。了解哪些食物不容易引发你的肠易激综合征症状有助于你找到更多能食用的食物。如果你是体重过低并坚持纯素食的肠易激综合征患者，我建议你重新思考自己选择纯素食的原因。如果你是出于健康原因选择纯素食，那么是时候在医生的帮助下重新评估这种选择的风险和好处了。是纠正已经出现的营养不良更重要，还是理论上降低患心脏病的风险更重要？抑或是吃所谓的"碱性"食物可能带来的好处更重要？你如果因为环保而选择纯素食，那么可以考虑其他减少生态足迹的方法：不要每天都吃动物性食物；选择鸡肉、火鸡肉、鸡蛋等家禽肉及蛋制品，而非猪肉、羊肉、牛肉和奶酪等家畜肉及乳制品，因为家禽在养殖过程中需要的饲料更少、产生的甲烷也更少；只买你需要的东西，以防浪费；从口碑好的本地农民或大型超市购买品质可靠的动物性食物。如果你出于道德原因而选择纯素食，那么我尊重你的选择，但请你认真考虑自己的饮食结构是否有改善的空间，例如，购买用人性化饲养方式生产的鸡蛋。在你的健康状况好转之前，你可以执行低发漫饮食方案。更多信息参见"给增重者的餐单建议"（第68页）。

低发漫饮食对治疗焦虑症或抑郁症有好处吗？

如果你的焦虑来源于无法预测的胃肠道症状，并且这些症状能通过低发漫饮食得到很好的控制，那么可以说低发漫饮食能帮助你从源头上减轻焦虑。尽管有些研究结果表明低发漫饮食可以缓解焦虑，但要说低发漫饮食对焦虑症或抑郁症有直接的治疗效果，那还为时尚早。美国密歇根大学最近的一项研究表明，采用低发漫饮食法的腹泻型肠易激综合征患者的焦虑有所缓解，但这一结果不具备统计显著性。同时，该研究发现，采用低发漫饮食法的腹泻型肠易激综合征患者，整体生活质量也有所提高，他们的睡眠质量变得更好，因肠易激综合征症状而受到的干扰也更少。

还有几个小规模的研究发现，碳水化合物吸收不良与抑郁症之间存在联系，尤其是在儿童中。但这些研究并不能证明果糖或乳糖吸收不良会导致抑郁症。

你如果患有肠易激综合征，从饮食中排除过量的发漫成分可能会让你的心理状态和生理状态都变得更好。但如果你不是肠易激综合征患者，那么不建议采用低发漫饮食法来治疗焦虑症或抑郁症。

第二章

——

低发漫饮食方案的
两个阶段

低发漫饮食方案从排除阶段开始，随后进入重新引入阶段，最后还提供各种策略来保证饮食的多样性和营养的丰富性。在排除阶段，你只能吃低发漫食物，如果这一方式对你有用，通常在 2 周内你就会感觉有所好转。在重新引入阶段，你会以一种系统化的方式，每次重新将一种高发漫食物引入饮食，并观察结果。通过关注症状的变化，你将了解到哪些食物是你的肠易激综合征的诱因，这样你就可以限制或避免食用它们。当你了解了诱因，确定了你能吃的安全食物，你就能更加自信地安排好你的饮食。

排除阶段简述

确保排除阶段成功的策略

以下几点将帮助你在排除阶段尽可能多地了解哪些食物会诱发肠易激综合征症状。你最好把它们读两遍：现在读一遍，开始执行步骤 4 时再读一遍。

- 这是一个暂时性的饮食探究阶段，而非长期执行的。

- 选择一个合适的时间来开始。在为期 2 周的排除阶段开始前，预留出一些时间做饮食计划以及购买和处理食材。你如果患有便秘型肠易激综合征或混合型肠易激综合征，就在某次排便后、下一次便秘发作前开启这个阶段。

- 可以的话，请暂时停止服用维生素和矿物质补充剂。除非你正在服用医生给你开的维生素或矿物质补充剂来治疗已经确诊的营养缺乏症，否则在这个阶段请暂时不要服用营养补充剂。有些营养补充剂对肠易激综合征症状有负面影响，你的一部分问题可能就是由它们导致的。例如，大剂量的维生素 C 补充剂或镁补充剂可能导致腹泻，某些形式的钙补充剂和铁补充剂会引发便秘和腹胀，一些咀嚼式或粉末状的维生素、矿物质补充剂含有果糖或其他发漫成分。

- 除了饮食上的改变，其他日常活动请尽量保持不变。这样，你症状的任何变化都可以归因到饮食的改变。请在医生的指导下继续服用大多数你平常就在用的处方药。有些药物是只在有需要时医生才会开的，如果你不需要，就不要服用。一般来说，在执行低发漫饮食方案的前几周，不能同时开始任何新的针对肠易激综合征的治疗。然而，这条规则也有例外，你应该遵照医嘱。

- **尽量严格执行低发漫饮食方案，打破饮食计划的例外越少越好。** 当你坚持了至少整整 2 周后，你就会对自己的肠易激综合征症状有相当程度的了解。当然，如果你不小心犯了个错误，或者不得已要吃一些发漫食物，你的饮食计划也不会全部泡汤，所以，请不要让自己饿肚子。你只需要继续执行你的饮食方案，提前规划，根据需要携带食物，并尽最大可能减少例外。

- **不要急于下结论。** 你可能认为某种高发漫食物不会引发症状，因为你经常吃它。例如，你认为白面包和普通酸奶没有问题，因为你经常吃它们并且没有出现症状。无论如何，在这个阶段请避开它们，你如果在排除阶段吃这些食物，就算不上真正地执行低发漫饮食方案了。

- **专注于这个方案。** 不要试图结合多种饮食方法来管理肠易激综合征，那样做的后果可能是过度限制了饮食。请放弃你的假设、先入为主的观念和基于恐惧做出的饮食限制。你的健身教练可能建议你尝试原始饮食，而你的针灸师说应该尝试肠道和心理综合征饮食，你还一直避开茄属植物，因为你在电视上看到它们可能引发炎症，你还读到"肠易激综合征患者应该避开红肉和咖啡因"。在你尝试低发漫饮食的这几周里，请先忘了这些想法吧。

- **摄入"低发漫食物储藏柜"（第 87 页）中提到的各种各样的食物。** 你的目标应该是从食物中获得种类足够多的营养素，请记住这个方案的这条基本原则。"肠易激综合征患者不应该吃乳制品"并不是在排除阶段避开低发漫乳制品的理由，一个好的理由应该是"我发现只要我摄入乳糖，我的肠易激综合征就会发作"。此外，你要保持开放的心态。我的很多患者都曾深信自己知道哪些食物会导致症状发作，但后来发现自己错怪了那些食物。举个例子，总是搭配其他食物一起食用的奶酪就经常被错怪，其实肠易激综合征的症状更有可能是由与奶酪一起吃进去的比萨、面包或苹果引发的。

- **先不要扔掉那些不容易变质的高发漫食物。** 你没有必要从你的食物柜里彻底清除那些暂时被禁止食用的高发漫食物。在步骤6中，当你重新引入高发漫食物时，你会再次需要它们。一旦确定了你的诱因食物，你就可以适量享用一些其他高发漫食物了。

- **大多数高发漫食物并不是"坏食物"。** 实际上，它们大多营养丰富。记住，排除阶段的目的是学习如何在患肠易激综合征的情况下吃得更好并减少对饮食的焦虑，而不是让你对食物产生恐惧。不要把高发漫食物当作"坏食物"，也不要在提及高发漫食物时称其对你有害，尤其是帮助儿童患者或者有儿童的家庭时更要注意这一点，因为儿童可能因此对高发漫食物产生错误的认知。

- **任何时候都不要食用会导致你过敏的食物，也不要食用会影响你的病情或药效的食物。** 你要先阅读本书中的"低发漫食物储藏柜"（第87页），划掉那些由于病情需要你避开的食物。如果你不确定哪些食物是应该避开的，请向医生咨询。

关于排除阶段的一些问题

我下周要休假，我应该现在就开始尝试低发漫饮食还是假期结束后再开始？

这由你决定。你如果在休假前还有 1 周左右的时间，可以马上试试，这样到了假期，也许你的症状得到了缓解，外出时不必为寻找厕所而费心，你就能更好地享受假期。如果假期马上就要开始，而且整个假期中你都要在饭店或别人家吃饭，从而无法自行掌控饮食。在这种情况下，假期结束后再开始尝试低发漫饮食对你来说是更好的选择。你如果打算整个假期都一个人待在家里或者陪伴父母，也可以立即开始执行低发漫饮食方案，因为此时可能正是你开始尝试新食谱、关注自己的健康和营养状况的理想时机。

如果我的症状很快就有所缓解，我也需要在排除阶段停留 2 周吗？

是的，如你所知，肠易激综合征的症状可能每天都不同。2 周的时间可以让你更准确地判断低发漫饮食对你是否有帮助，尤其是当你有便秘症状时。如果你还尝试过其他治疗肠易激综合征的方法，情况都是一开始似乎有点帮助，但效果并不持久，那么你甚至可以把排除阶段延长为 3~4 周。

在排除阶段，我应该每天记录饮食和症状吗？

我很少建议患者在执行本方案的步骤 4 期间时时记录饮食和症状。肠易激综合征患者基本都很了解自己消化系统的运作情况，而过于关注这些可能会给患者带来担忧或焦虑。相反，你要试着忘记肠胃里面发生的事情，只是享受改变带来的美好感受。如果你的症状没有得到良好的控制，并且它们仍然干扰着你的日常活动，你可以在步骤 5 中进行每周监测时记录它们。

除了在开始尝试低发漫饮食前和进行每周监测时记录你的症状外，在步骤 6 中，当你重新引入高发漫食物时，也需要记录饮食和症状。

步骤 1：做好准备

你如果时间充裕，请先阅读本书的第一章，这样你就会了解低发漫饮食背后的原理。接下来请阅读以下建议，并预览步骤 2~4，这样你就知道将会发生什么。

• 在学习和了解低发漫饮食的同时，不要被网络上过多的信息干扰。信息并不是越多越好，有时候过多的信息可能会导致困惑，甚至让人不知所措。你如果最终决定长期采用低发漫饮食法，肯定可以找到合适的机会去了解更多信息。

• 你是否看过医生，以排除其他导致你产气过多、腹胀、腹泻、便秘或腹痛症状的胃肠道疾病或妇科疾病？如果没有，请预约医生问诊，不要自我诊断肠易激综合征。

• 你如果不是肠易激综合征患者，不要尝试低发漫饮食，除非你的医生让你这样做。你如果患有危重疾病、严重心理疾病、认知障碍、营养不良或饮食失调，也不要执行该方案。你如果想用低发漫饮食来帮助患肠易激综合征的孩子，请务必在儿科营养师的指导下进行。你如果患其他疾病或因服用某些药物而需避开某些食物，请谨慎执行该方案，因为该方案可能经过修改才适合你，必要时请向营养学专家咨询。

• 把你现有的容易变质的食物先吃完，并且在开始执行步骤 3 之前不要囤积食物。

步骤 2：记录你的基线症状

为了之后确定哪些食物是肠易激综合征的诱因，你需要先认真记录你的基线症状。在开始执行低发漫饮食方案的前一周，在你保持常规饮食的同时，监测并记录你的症状，这将构建起你的基线症状。你如果迫不及待地想要开始执行这个方案，那么也可以直接回顾过去的一周，凭记忆写下你的肠易激综合征的所有症状。请不要跳过这个步骤，没有这一步，你就无法从中学到更多。相信我，一旦你的情况好转，你就会忘记不久前糟糕的感觉。

请拿出一个笔记本，或在电脑上打开一个空白文档，或使用下方提供的表格，来记录肠易激综合征对你造成的影响。当你处于排除阶段时，请在每周结束时查看记录，分析每种症状的改善程度分别是多少，是 25%、50%、75% 还是 100%？你认为多大的改善才算足够？这都是你要做的决定。

你的主观幸福感和你对排便情况的满意度也非常重要，所以，请你用自己的话来描述肠易激综合征对你生活的影响以及你对排便情况的满意度。

基线症状调查

1. 排便情况（每天或每周排便几次？大便性状是成形、松散还是呈水样？大便是否坚硬或干燥？是否有迫切想排便的情况？是否有排便不尽感？排便是否痛苦？）

开始前：_____

1 周后：_____

2 周后：_____

3 周后：_____

4 周后：_____

2. 产气／排气／腹鸣情况（排气的频率如何？是否能控制何时排气？是否有高亢的腹鸣声？）

开始前：_____

1 周后：_____

2 周后：_____

3 周后：_____

4 周后：_____

3. 腹胀和腹部膨隆情况（腹部是否感觉饱胀、有压迫或有气体困在里面？是否有肉眼可见的腹部膨隆现象？一般在一天中的什么时间发生？）

开始前：_____

1 周后：_____

2 周后：_____

3 周后：_____

4 周后：_____

4. 腹痛情况（是否与腹胀有关？疼痛位置在哪里？排气或排便后，疼痛是否有所缓解？多久发生一次？是可以忽略不计的轻微疼痛，还是中度或重度的疼痛？）

开始前：_____

    1 周后：_____

    2 周后：_____

    3 周后：_____

    4 周后：_____

5．疲劳情况（是否经常感到疲劳？睡眠质量如何？）

    开始前：_____

    1 周后：_____

    2 周后：_____

    3 周后：_____

    4 周后：_____

6．心情（是否感到抑郁和焦虑？）

    开始前：_____

    1 周后：_____

    2 周后：_____

    3 周后：_____

    4 周后：_____

7．整体生活质量（是否能够参加平时的学习、工作和社交活动？整体
感觉如何？）

    开始前：_____

    1 周后：_____

    2 周后：_____

    3 周后：_____

    4 周后：_____

下面这个例子是一名腹泻型肠易激综合征患者对问题 1 排便情况的回答。

开始前：在大多数情况下，每天有 3~4 次水样、爆炸性的大便，有时便意来得很急，上周四上班时我差点儿来不及赶到厕所，非常尴尬。我觉得我的生活总是围绕着厕所进行。我对驾车出行感到很焦虑，因为我担心出意外。这种情况已经持续了好几年，并且最近越来越严重了。

1 周后：到了第 3 天，我的排便频率降到了每天一次，大便在大多数情况下都是成形的，但偶尔也有点变动。有一次腹泻是发生在我外出吃晚餐破例吃了高发漫食物后的第二天早上。昨天，我还出去骑了自行车。如果能这样保持下去，我就有足够的信心下个月去外地看望我妹妹了。总体来说，我的症状得到了 90% 的改善，我感觉棒极了。

步骤 3：做好饮食计划并购物

现在，我们很多人都不再像过去的人们那样，花很多时间制订饮食计划和购买食材。包装食品几乎随处可见，超市的大部分货架都被加工食品和预制食品占据了。我们先不考虑这种现象可能带来的其他问题，只需考虑我们当前面临的一大挑战：身处忙碌之中，我们该如何找到适合排除阶段的食物。在排除阶段你要避开一些食物，这可能会给你带来一系列困难，甚至可以说，你将遇到的绝大部分困难来自如何避开小麦、洋葱、大蒜这三种食物。

避开小麦的难度是显而易见的，很多人的饮食都以小麦为基础。大多数人每天都要吃小麦制品，比如麦片、吐司、百吉饼、三明治、面条、比萨、甜甜圈、饼干、蛋糕和酥皮点心。而洋葱和大蒜在食品中存在的普遍程度可能更令人惊讶。阅读食品标签上的成分表你就会发现，含有它们的加工食品和预制食品数量之多令人咋舌。

这里的重点是你必须比平时更提前计划，以确保在排除阶段时，你身边有足够的低发漫食物。你可能需要自带午餐去上班或上学，外出时也需要带上餐食。一个小冷藏箱或保温包可能对你非常有用。

有关饮食计划的建议

你可以考虑把第 1 周的全部餐单提前写下来。你还可以在第 2 周重复使用这个餐单。一般来说，最好是做相对简单的饮食计划。你可以参考本书第三章的食谱，尽量少吃加工食品，自己亲手做几道基础菜肴。想想你将如何处理本周购买的食物以及剩菜。你也可以参考第 60 页的"一周餐单示例"，它是按照下面提到的这些饮食计划来设计的。你还可以随意重复吃你最喜欢的菜，比如很多人每天早餐都吃同样的食物，这样做没有任何问题。你可以从"一周餐单示例"中选择最喜欢的早餐，然后每天都吃它。你可以放心地使用本书中的任何食谱，它们都适用于排除阶段。

以下是一些有关排除阶段饮食计划的建议。

- 只选择"低发漫食物储藏柜"（第 87 页）中列出的食物，不要食用没有明确列出的食物。不到万不得已不要破例。只有在排除阶段只吃低发漫食物，你才能从该方案中获得最佳效果。毕竟这个阶段只有短短 2 周的时间，你可以做到的！你以后还有很多时间来测试你对高发漫食物的耐受度。

- 即使你的乳糖或果糖吸收不良呼气试验的结果为阴性，也请食用低乳糖乳制品，并只吃低发漫水果。因为即使呼气试验显示你对这些糖的吸收良好，不耐受的症状也可能经常出现。

- 检查市售食品（如蛋黄酱）的成分表，确保你选择的食品不含发漫成分。参见第 103 页的"如何阅读食品标签"。

- 如果本书中的某个食谱出现在"一周餐单示例"中，我会在餐单中把这个食谱所在的具体页码标出来。举例如下，柠檬法式沙拉酱（第188 页）。

- 餐单上有一些反复出现的食物，这是根据实际情况设计的。比如，你买了两杯蓝莓，你肯定要趁着新鲜尽快食用它们，所以蓝莓会在餐单上出现好几次。

- 避免一次吃太多，否则可能导致发漫成分摄入过量。对大多数遵循常规运动计划的人来说，一日三餐搭配加餐的饮食计划，效果就很好。

- 对某些食物来说，分量大小很关键。用粗体字显示的食物必须限量食用，因为它们含有少量发漫成分。为了达到最佳效果，每顿正餐或加餐只能食用 1~2 种用粗体字显示的食物。

- 至于其他食物的分量，你可以根据自己的喜好和热量需求来调整。

- 在早餐中加一些低发漫蔬菜。许多典型的早餐食物因为含有发漫成分，必须以小分量食用。但是你可以在早餐中加一些低发漫蔬菜，这样你既可以吃到更多种类的食物，又可以摄入更多营养。

除了每顿正餐或加餐限吃 1~2 种用粗体字显示的食物外，本方案没有规定其他食物的具体食用量。有很多变量都会影响你的营养需求，它们不属于本书的讨论范围。你只要记住"多样"和"适量"是健康饮食的关键，要多吃各种营养丰富的低发漫食物，少摄入含糖饮料和甜食。

遵循正确的饮食模式很重要

让我们来看一个很常见的有问题的饮食模式的例子。约翰经常在清晨腹泻，他必须在上班前多次上厕所，才能"安全"地去工作。为了避免出现肠易激综合征的症状，他白天不敢多吃。到了晚上，他饥肠辘辘，会在短短几小时内吃下大量食物（包括发漫食物）。毫无疑问，到了第二天早上，那些很难吸收的碳水化合物已经进入了他的大肠，他的症状又出现了。本书中的"一周餐单示例"展示的饮食模式，可以打破这种恶性循环。

低发漫饮食不是无发漫饮食。通过在一天中吃几顿中等分量的饭菜，你可以把发漫食物（用粗体字显示的食物）分散到一天中的各个时间段，避免你的肠道因一次性处理它们而不堪重负。另外，胃肠会进行移行性复合运动，因此产生蠕动波，从而起到清洁胃肠道的作用，这种运动只发生在小肠空闲时。而在放牧式饮食模式下，即一整天都在少量多次地进食，小肠得不到空闲，移行性复合运动不能发挥作用，就可能造成潜在的问题，尤其是对小肠细菌过度生长患者来说。如果采取折中的办法，在两次进食之间间隔 3~5 小时，你就可以从这种有清洁作用的蠕动波中受益。

一周餐单示例

这份餐单示例是根据我的大多数患者的口味设计的。你如果喜欢吃有民族特色的菜肴、喜欢异国情调、有不同的预算或者有其他与营养相关的疾病，从而影响你的饮食模式或食物选择，你可能需要大幅度调整餐单。请参阅"常见的餐单变化"（第 66 页），了解如何修改餐单。

热量需求因人而异。如果该餐单中的食物提供的热量超过了你的热量需求，请做相应的调整。热量需求更高的人可能需要多吃一些正餐或加餐。注意，本餐单的设计目的不是减重或增重。你如果需要增重，请向注册营养师寻求帮助。

你可以每种食物只吃一份，这样你每餐摄入的发漫总量就能保持在一定范围内。不过，对餐单上的食谱来说，只有在必须控制发漫摄入量的时候，我才会标注分量。对于加餐，你可以根据喜好选择在上午、下午或晚上吃。吃每顿饭时都应该喝水。奶油和糖都是需要控制分量的食物，你如果在咖啡或茶中加奶油和糖，就必须减少这顿饭中的其他发漫食物。为了达到最佳效果，每顿正餐或加餐中的发漫食物不应超过两份。请你在准备晚餐时查看第二天的餐单，并准备好第二天要用的食材。

第一天

早餐

$^1/_2$ 杯煮好的燕麦片，配 $^1/_2$ 杯蓝莓和无乳糖牛奶

水煮蛋

午餐

三明治：包含 2 片全麦酸面包（或无麸质面包）、火鸡肉、切达干酪、生菜、番茄和蛋黄酱

1 个中等大小的猕猴桃

无乳糖酸奶

晚餐

烤三文鱼

烤土豆（带皮），配无乳糖酸奶油

沙拉：包含嫩菠菜、红甜椒和柠檬法式沙拉酱（第 188 页）

加餐

胡萝卜条

$^1/_2$ 杯葡萄

1 把花生米

饮品：按自身需求喝水、黑咖啡、绿茶或薄荷茶

第二天

早餐

2 片全麦酸面包（或无麸质面包），配 2 大勺花生酱

新鲜樱桃番茄

无乳糖牛奶

午餐

沙拉：包含生菜、黄瓜、樱桃番茄、樱桃萝卜、**2 大勺杏仁片**、放凉的烤三文鱼（昨天剩下的）和柠檬法式沙拉酱（第 188 页）

无乳糖酸奶，配 **$^1/_2$ 杯蓝莓**

61

晚餐

烤鸡

¹/₂ 杯烤红薯（带皮），配黄油

大蒜风味橄榄油（第 194 页）炒羽衣甘蓝，**加 1 大勺意大利香醋**

加餐

无乳糖农家干酪，配 **¹/₂ 杯菠萝**

饮品：按自身需求喝水、黑咖啡、绿茶或薄荷茶。

第三天

早餐

炒鸡蛋加 1 把嫩菠菜和切达干酪

¹/₂ 杯烤红薯（昨天剩下的），加橄榄油炒

1 个中等大小的橙子

午餐

三明治：包含 2 片全麦酸面包（或无麸质面包）、烤鸡（昨天剩下的）、生菜、番茄和蛋黄酱

无乳糖酸奶，配 **¹/₂ 杯蓝莓**

晚餐

烤火鸡或牛肉汉堡配熔化的切达干酪

糙米饭

蒸胡萝卜，配黄油

¹/₂ 杯青刀豆

¹/₂ 杯葡萄

加餐

　　五种原料花生酱饼干（第 243 页）

　　1 杯无乳糖牛奶

饮品：按自身需求喝水、黑咖啡、绿茶或薄荷茶

第四天

早餐

　　魔力思慕雪（第 199 页）：包含无乳糖酸奶、**冷冻草莓**、生姜、**奇亚籽**

午餐

　　沙拉：包含生菜、黄瓜、樱桃番茄、樱桃萝卜、切成片的煮鸡蛋、切达干酪丝、$^1/_2$ **杯鹰嘴豆**、橄榄油、**1 大勺意大利香醋**

晚餐

　　烤猪里脊肉

　　烤土豆（带皮），配黄油

　　橄榄油炒胡萝卜和夏南瓜，配 **2 大勺杏仁片**

　　$^1/_2$ **杯哈密瓜**

加餐

　　无乳糖农家干酪，配 $^1/_2$ **杯菠萝**

饮品：按自身需求喝水、黑咖啡、绿茶或薄荷茶

第五天

早餐

　　$^1/_2$ **杯煮好的燕麦片，配 2 大勺杏仁片**和无乳糖牛奶

1 个水煮蛋

午餐

烤土豆（带皮，昨天剩下的），加无乳糖酸奶油

沙拉：包含生菜、黄瓜、樱桃番茄、樱桃萝卜、虾、橄榄油和新鲜柠檬汁

1 个中等大小的橙子

晚餐

红绿灯辣豆酱（第 235 页）

墨西哥薄饼

加餐

无乳糖农家干酪，配 $\frac{1}{2}$ 杯哈密瓜

饮品：按自身需求喝水、黑咖啡、绿茶或薄荷茶

第六天

早餐

炒鸡蛋配嫩菠菜和切达干酪

切成片的烤土豆（第四天剩下的），加橄榄油炒

1 个中等大小的橙子

午餐

2 片全麦酸面包（或无麸质面包），配 2 大勺花生酱

胡萝卜条

黄瓜片

1 杯无乳糖牛奶

晚餐

墨西哥玉米薄饼配菲希塔（一种墨西哥风味菜）：烤牛排切片，红甜椒条和 $^1/_2$ **杯青椒条**用橄榄油炒熟，上面铺上新鲜番茄丁和无乳糖酸奶油

加餐

无乳糖酸奶，配 $^1/_2$ **杯哈密瓜和 2 大勺杏仁片**

饮品：按自身需求喝水、黑咖啡、绿茶或薄荷茶

第七天

早餐

魔力思慕雪（第 199 页）：包含无乳糖酸奶、**冷冻草莓**、生姜、**奇亚籽**

午餐

沙拉：包含生菜、黄瓜、樱桃番茄、樱桃萝卜、切片放凉的烤牛排（昨天剩下的）和意大利风味油醋汁（第 187 页）

无乳糖农家干酪，配 $^1/_2$ **杯菠萝**

晚餐

烤鸡

$^1/_2$ **杯烤红薯（带皮）**，配黄油

$^1/_2$ **杯青刀豆**

切片的新鲜番茄

1 杯无乳糖牛奶

加餐

$^1/_2$ **杯哈密瓜**

五种原料花生酱饼干（第 243 页）

饮品：按自身需求喝水、黑咖啡、绿茶或薄荷茶

常见的餐单变化

<超级快手餐>

想让饮食尽量保持简单、快捷，这没问题，但即使是最快捷的快手菜也不能凭空做出来。定期购买食材是必需的，你如果时间紧张，可以在超市的农产品区购买洗净、切好的水果和蔬菜，也可以选择网上购物。如果你既没有时间也不喜欢做饭，可以参考下面的做法，它们只需极少的准备就能完成，这些食物几乎都适合在路上吃。去上班或出差的时候，你可以随身携带一个保温包或小冷藏箱，这样你就不会因为不得已而吃计划外的高发漫食物了。

- 1 包即食燕麦片，$^1/_2$ 根香蕉，1 杯无乳糖牛奶

- 米饼，切达干酪，中等大小的橙子

- 烤过的切成片的波伦塔[①]，上面加金枪鱼沙拉和奶酪、胡萝卜条

- 煮鸡蛋，2 片酸面包，$^1/_2$ 杯水果沙拉（哈密瓜、白兰瓜、蓝莓、葡萄、草莓）

- 市售烤鸡，冷冻糙米（微波炉加热）+$^1/_2$ 杯青刀豆

- 胡萝卜条，无乳糖酸奶，1 把花生米

- 即食意大利甜鸡肉肠，烤土豆，$^1/_2$ 杯冷冻菠菜（微波炉加热）加黄油和醋

- 米饼，2 大勺花生酱，$^1/_2$ 根香蕉

---

① 波伦塔：意大利式玉米粥，凝固后可切片。

- 2 片酸面包，$1/4$ 杯马苏里拉奶酪丝，切片番茄（淋橄榄油）

- 1 把杏仁，切达干酪，$1/2$ 杯新鲜草莓

- 无乳糖农家干酪，$1/2$ 杯菠萝，玉米片

- 原味无乳糖酸奶配 2 大勺核桃仁和 1 大勺纯枫糖浆，胡萝卜条，爆米花

- 沙拉叶菜，1 袋金枪鱼，油和醋，冷冻糙米（微波炉加热）

- 市售烤火鸡胸肉，藜麦，冷冻胡萝卜（微波炉加热）

- 市售烤牛肉和奶酪瑞士卷，$1/2$ 杯红薯（微波炉加热配黄油），$1/2$ 杯菠萝

- 沙拉叶菜，熟虾，胡萝卜丝，油和醋，烤土豆配无乳糖酸奶油

- 芥末酱沙丁鱼配米饼，中等大小的橙子

- 炒鸡蛋，1 把嫩菠菜，切达干酪，2 片全麦酸面包，$1/2$ 杯橙汁

除了上述做法，你还可以看看"谷物碗组合"（第 213 页）和"魔力思慕雪"（第 199 页）。只要提前准备好原料，你只需几分钟就能做出它们。

< 给纯素食者的餐单建议 >

如果你是纯素食者，在排除阶段，你必须努力让你的每一顿正餐和加餐中都有富含优质蛋白质的食物。由于可供选择的食物较少，在这 2 周内你可能要重复吃相同的食物。除了这些饮食外，你还可以看看"谷物碗组合"（第 213 页）的食谱，它非常适合素食者。

- 魔力思慕雪（第 199 页）：无糖杏仁奶，$1/2$ 杯草莓，嫩菠菜，生姜，姜黄，柠檬汁，冷榨亚麻籽油、1 大勺奇亚籽，豆腐，1 大勺杏仁酱

- 梦幻素汉堡饼（第 236 页），**2 片烤过的全麦酸面包**配生菜和番茄，**½ 杯哈密瓜**

- 简易焗鸡肉卷饼（第 223 页，其中的鸡肉换成大豆丹贝），沙拉叶菜配柠檬法式沙拉酱（第 188 页）

- 奶酪烤茄子（第 224 页，其中的奶酪去掉），配玉米面条或藜麦面条

- 沙拉叶菜，**½ 杯沥干的罐头装鹰嘴豆，2 大勺切碎的核桃仁配油和醋**

- 虾仁炒饭（第 229 页，其中的虾仁换成大豆丹贝或豆腐）

- 红绿灯辣豆酱（第 235 页，其中的火鸡肉换成豆腐丁）

- 辣味鹰嘴豆泥（第 209 页）放在 **2 片烤过的全麦酸面包上**，配胡萝卜条和红甜椒条

- 烤过的波伦塔配香菜辣椒薄荷酱（第 190 页），**½ 杯沥干的罐头装鹰嘴豆**配柠檬法式沙拉酱（第 188 页）

- 玉米面条或藜麦面条配意大利红酱（第 195 页），**½ 杯沥干的罐头装小扁豆**（用小葱葱绿切成的葱花、红甜椒碎、新鲜罗勒叶、大蒜风味橄榄油和意大利香醋腌制）。

＜给增重者的餐单建议＞

下面给出的建议都是基于这一点：食用油、畜肉类、鱼类、禽肉类、蛋类和无乳糖乳制品均不含发漫成分。这一特点使得这些食物成为想要增重的肠易激综合征患者的理想选择。你可能对肠易激综合征患者应该吃哪些食物持不同意见，但你的意见可能基于过时的信息。你最好不要用"一刀切"的方式来限制你的食物选择，而要亲自尝试这些食物，看看你能否

耐受它们。你可能认为只有想减重的人才需要多摄入蛋白质，但其实想增重的人也需要大量蛋白质来增加肌肉量。你如果体重过轻，请向医生咨询，他会根据你的具体情况判断这些建议是否适合你。除了这些建议外，你还可以参考"魔力思慕雪"（第 199 页）的内容，了解更多有关增重的好建议。

- 多吃畜肉类、鱼类、禽肉类、蛋类和无乳糖乳制品。你如果有任何其他健康问题，如肾结石或痛风，就不适合吃太多的动物蛋白，请在增加你的蛋白质摄入量前向注册营养师咨询。你可以参阅"提供蛋白质的低发漫食物"（第 267 页）以了解更多信息。

- 多吃脂肪类食物，如橄榄油、种子油、坚果酱。与其他食物相比，这些食物的热量更高。你可能听说过肠易激综合征患者不应该摄入太多脂肪，但实际上你能耐受的脂肪量可能比你想象的更高。在你打算限制脂肪摄入（其实没有必要）之前，不妨尝试多吃点儿脂肪类食物，看看身体有什么反应。1 大勺橄榄油（约含 13.5 g 脂肪）和 1 个炸洋葱（约含 134 g 脂肪）是有很大区别的。油炸食品会让你感觉太油腻，但你可以试试在蔬菜沙拉或烤蔬菜里加点橄榄油，或者用橄榄油煎鸡肉或鱼。你可能错误地把肠易激综合征的症状归咎于脂肪，而实际上罪魁祸首很可能是面包、意大利面或蔬菜。

- 增加进餐的次数，一天吃 5~6 顿，而不是 3 顿。

- 明智地选择饮品。把水留到餐后喝，这样你就不会很快产生饱腹感，也不要在两餐之间喝太多水，选择含有热量和蛋白质的饮料，如含有高热量成分的思慕雪或市售的低发漫营养补充饮料。除了饮食计划内的食物，你每天还可以加一杯用无乳糖全脂酸奶、$1/2$ **根香蕉**、冷榨核桃油、无乳糖乳清蛋白粉和 **2 大勺花生酱**制成的思慕雪。

< 外出就餐时的餐单建议 >

无论你事先做了多少准备工作，都不可能在 30 秒内和从未听说过发漫的餐厅服务员把这个术语解释清楚。但这并不意味着你不能外出就餐，只是你在选择食物时要格外用心。下面有一些关于外出就餐的建议，也许能帮助你找到想要的食物。

- 成为一家店的常客会很有帮助。你如果要外出就餐，最好从你最常去的餐厅开始，因为它可能更乐意满足你的特殊需求。

- 请做预约，以保证你有时间充分说明你的饮食需求。或者至少在就餐的前一天下午 4 点左右打电话预约，因为这是大多数餐厅一天中最空闲的时间。

- 现在，许多餐厅为了迎合采用无麸质饮食法的食客而提供无麸质食物餐单，你可以先看看这份餐单，因为它已经帮你排除了高发漫谷物。然后你再继续查看每一道菜的主要原料以及可替换的原料。

- 几乎所有沙拉酱都含有发漫成分，即使是餐厅自制的也不例外，你可以要求餐厅将沙拉酱替换为橄榄油和醋。

- 几乎所有汤都含有发漫成分，即使是无麸质的汤也不例外。在外就餐时，尽量不要喝汤。

- 几乎所有酱汁都含有发漫成分，尽量选择不含酱汁且烹饪方法简单的食物。

- 你如果必须快速点餐，可以直接跟服务员说你要"无麸质，不含洋葱、大蒜、酱汁"的菜。我们都知道麸质不等于发漫成分，但你没有必要向服务员解释这一点，这样你也能省点儿力气。

用餐时放松身心，好好享用你的食物吧。与必须严格遵守饮食计划的食物过敏者和乳糜泻患者不同，肠易激综合征患者偶尔在餐厅用餐的食物不一定要百分之百完全符合低发漫饮食。

以下餐单可供你外出就餐时参考。

早餐：煮好的燕麦片，香蕉，小份新鲜水果杯（甜瓜、葡萄、草莓），鸡蛋，培根，煎薯饼（不加洋葱），玉米粥，无麸质面包或酸面包配黄油。

美国菜：烤牛排、烤鱼或烤鸡（不要裹面糊或用油炸）；汉堡肉饼，或用汉堡肉饼和无麸质面包做的汉堡包；酸面包三明治；沙拉（配油醋汁，不加洋葱和面包丁）；烤土豆或烤红薯配黄油；白米饭；清蒸或清炒四季豆、胡萝卜、菠菜、夏南瓜或西葫芦。

亚洲菜：沙嗲鸡肉配花生酱；白米饭或糙米饭；米粉；糖醋鸡肉、豆腐或蔬菜；春卷；石锅拌饭；寿司；烤或蒸的海鲜、鸡肉或牛肉；清蒸毛豆。

意大利菜：意式开胃菜；沙拉（配油醋汁，不加洋葱和面包丁）；烤鸡、鱼或茄子，配清蒸菠菜或无麸质面条；意式冰激凌；雪葩。

地中海菜：鸡肉串、牛肉串、羊肉串；烤红甜椒、烤西葫芦、烤茄子、烤番茄；黄油饭。

墨西哥菜：玉米片；奶酪玉米薄饼；用鸡肉、鱼肉、牛肉、猪肉和玉米饼制成的墨西哥辣汁卷饼、塔可或菲希塔；烤红甜椒；新鲜番茄；黄油饭。

购买食材的技巧

你可以在浏览本书食谱部分的同时考虑自己想吃什么，并列出购物清单。在低发漫饮食的排除阶段，这项不起眼的每周任务可能是你成功的关键。你最好在厨房里列清单，以便随时查看家里是否有这些食材——你肯定不想买太多的同一种食材，也不想忘记买某些食材。固定去某几家食品超市或农贸市场，以便快速、轻松地找到你要买的食材。为了提高购物效率，请写下要购买的食材，并进行分类。以下是针对本方案的食材购买建议。

- 可以参照"一周餐单示例"列购物清单。

- 食谱中已经标明了所需食材的数量，但如果你完全不打算做饭，就可以忽略这些数量，不过你可能要购买更多的其他食物来维持一周的饮食。

- 你如果为了方便而购买去皮、切好的水果和蔬菜，最好每隔两三天买一次，以减少食物变质的可能。

- 保存一些低发漫食物的图片。遇到不熟悉的食材时，图片可以帮助你快速做出选择。

- 可以的话，在食品包装上寻找澳大利亚莫纳什大学的低发漫标识或发漫友好标识。这两个标识都源于澳大利亚开展的、由食品生产商付费对预包装食品进行的实验室检测。作为低发漫食品的标识，它们可以帮助消费者更轻松地找到低发漫食品。你可以在超市的进口食品区找到带有这两个标识的食品，可以预见的是，肠易激综合征患者对它们有强烈的需求。

- 登录你常去的购物超市的网站，查看你要购买的食品的成分表，这有助于你列清单。请重点关注食品的成分表而非营养素含量表，因为营养素含量表大多是出于营养方面的考虑而设计的，与低发漫饮食没有直接关系。

- 低发漫食品不一定是无麸质食品，不必刻意选择无麸质食品。

- 你如果在当地的农产品市场或超市买不到不常见的食材及其替代品，可以在网上购买。在网上购买香料、调味品、浓缩固体汤料和小零食是非常划算的，它们重量不大，因此运输成本往往很低。

＜根据"一周餐单示例"列的购物清单＞

烘焙食品

1 个全麦酸面包、白面酸面包或 1 个配料合适的无麸质面包

农产品（除非特别标明，否则都应选择新鲜的）

牛油果（用于食谱）

1 个大的黄甜椒（用于食谱）

2 个大的青椒（用于食谱）

2 个大的红甜椒（用于食谱）

$1^1/_2$ 杯蓝莓

1 个（450 g）奶油南瓜或者 340 g 去皮、切块的奶油南瓜

1 个小的哈密瓜或 2 杯去皮、切块的哈密瓜

450 g 胡萝卜

2 杯樱桃番茄

2 根中等大小的黄瓜

1 块新鲜生姜（长约 5 cm）

1 杯葡萄

1 杯四季豆（新鲜或冷冻）

4 杯羽衣甘蓝

1 个猕猴桃

3 个柠檬（其中 2 个用于食谱）

3 个橙子

1 个菠萝或 $1^1/_2$ 杯去皮、切块的菠萝（新鲜或冷冻）

2 个中等大小的红薯

4 个土豆

1 把樱桃萝卜

16 杯沙拉叶菜

3 杯嫩菠菜

1 杯草莓（新鲜或冷冻）

1 个小的夏南瓜

3 个中等大小的番茄

73

杂货（包装好的或散装的）

$1/2$ 杯杏仁片

2 大勺奇亚籽

1 罐（410 g）鹰嘴豆罐头

咖啡（可选）

4 个直径约 15 cm 的玉米薄饼（软的，生的）

2 罐（每罐约 410 g）小扁豆罐头（用于食谱）

1 小罐蛋黄酱

$1/2$ 杯燕麦（生的）

小瓶装橄榄油

小瓶装大蒜风味橄榄油（其中 6 大勺用于食谱）

1 罐（450 g）花生酱

2 大勺花生

$1/2$ 杯糙米（生的）

1 小袋半甜迷你巧克力豆 （用于食谱）

1 杯糖 （其中 $3/4$ 杯用于食谱）

绿茶或薄荷茶

1 罐(795 g)番茄丁（用于食谱）

小瓶装意大利香醋

香料（包装好的或散装的）

安秋辣椒粉（其中 1 大勺用于食谱）

黑胡椒

孜然粉（其中 2 大勺用于食谱）

芥末粉（其中 $1/2$ 小勺用于食谱）

红甜椒粉(其中 $1/2$ 小勺用于食谱)

烟熏红甜椒粉（其中 $1/2$ 小勺用于食谱）

红辣椒片(其中 $1/4$ 小勺用于食谱)

餐桌盐

粗盐（其中 $1/8$ 小勺用于食谱）

乳制品

$1/4$ 杯黄油

225 g 切达干酪

12 个鸡蛋

450 g 无乳糖农家干酪

1 L 无乳糖牛奶

240 mL 无乳糖酸奶油

1 L 无乳糖酸奶

肉类

450 g 生鸡肉或 340 g 熟鸡肉

140 g 生猪里脊肉或 110 g 熟猪里脊肉

225 g 生三文鱼或 170 g 熟三文鱼

140 g 生虾或 110 g 熟虾

225 g 生牛排或 170 g 熟牛排

675 g 生火鸡肉或牛肉碎（用于食谱）

57 g 熟火鸡肉

步骤 4：从饮食中排除高发漫食物

低发漫饮食的排除阶段会持续 2~4 周，然后你就可以将高发漫食物重新引入饮食了。排除阶段具体要持续多久，应该由最了解你的医生或注册营养师给出最佳建议。如果有人让你长时间停留在排除阶段，你一定要当心这些可疑的建议。你没有必要在排除阶段停留太久，只要了解了低发漫饮食是否有助于缓解你的肠易激综合征症状就足够了。你要充分利用步骤 5 中的信息，对自己的身体状况进行监测和评估。

在开始步骤 4 之前，回顾一下"确保排除阶段成功的策略"（第 48 页）。在排除阶段，尽量只吃"低发漫食物储藏柜"（第 87 页）中的食物，那里列出的是适合排除阶段的完整食物清单。

关于"低发漫食物储藏柜"的小贴士

下列小贴士有助于你学习如何使用"低发漫食物储藏柜"。我还将一些常见的问题列在了小贴士之后，但请你注意，除了我已经列出的情况以外，还有许多其他情况可能需要你修改食物清单。如有需要，请向营养专家咨询。不要吃任何可能导致你过敏的食物以及医生根据你的疾病或用药情况建议你避开的食物。

- 标有星号（*）的食物可能含有大量发漫成分。请检查它们的食品标签，重点查看其中的成分表。例如，白米饭的发漫成分含量很低，但用洋葱或大蒜调味的米饭却含有不少发漫成分。

- 还有一些食物含有少量的发漫成分。因为它们的发漫成分含量很低，所以它们也适用于低发漫饮食，这些食物在清单中以粗体字的形式出现。对所有以粗体字显示的水果、甜食和其他食物，你都需要限制食用量。为了达到最佳效果，每顿正餐或加餐你只能吃 1~2 份这些食物。至于清单上的其他食物，你可以根据你的热量需求和胃口大小来自由食用。

- 我建议的食物分量是基于临床经验得出的，并且是针对成人的。你可能认为这些食物的分量看起来很少，只有你平时食用量的一半。如果你通常吃的分量比我建议的大，这很可能就是造成你患肠易激综合征的一部分原因。美国人患肠易激综合征的原因之一就是他们饮食的分量问题。总之吃得过多，我们饮食中的发漫负荷就会加大。不过，如果你体重偏轻、很年轻、从事体力劳动或者是运动员，那么你可以吃更多发漫成分含量很低或不含发漫成分的食物，以获得你需要的热量。在这种情况下，你就可以自由地吃"低发漫食物储藏柜"中不限食用量的食物，以满足你的热量需求。更多信息参见"给增重者的餐单建议"（第 68 页）。

- 如果你是给孩子尝试低发漫饮食，请考虑一下他们平时吃的以粗体字显示的食物的分量，并将其减半。例如，如果你通常给孩子吃 10 颗葡萄，现在就给他吃 5 颗葡萄。别忘了同时增加不限食用量的食物的分量，以保证孩子的热量摄入保持在适当的水平。

- "低发漫食物储藏柜"中的一些食物对你来说可能是以前没吃过的，你如果不想吃也不必勉强。然而，如果你发现自己需要长期（长于本书建议的时间）采用低发漫饮食法，这些新食物可以开拓你的烹饪视野。多样化的饮食也能提供更多营养素。

< 关于排除阶段饮食方面的一些问题 >

由于多年的肠道问题，我执着于获得足够的膳食纤维。在低发漫饮食中，我怎样才能获得足够的膳食纤维呢？

如果富含膳食纤维的食物或膳食纤维补充剂能治愈你的肠易激综合征，你现在可能就不会读这本书了。我见过一些患者为了解决肠易激综合征问题而每天摄入高达 70 g 的膳食纤维，但是没有效果。即使是不采用那么极端的摄入量，你以前被告知的高膳食纤维饮食也不仅不能帮你减轻症状，反而可能会诱导症状的发生。和很多人一样，我也知道膳食纤维的好处，但事实是，不是每个人都能耐受高发漫的膳食纤维。低发漫饮食看起来可能与你以前习惯的饮食不同，但重点是你要给低发漫饮食一个机会，让它来发挥作用。

另一方面，如果你目前的饮食中膳食纤维的含量很低，那么你也许可以逐渐引入一些高膳食纤维食物。请参考"提供膳食纤维的低发漫食物"（第 265 页）。一开始先少量引入，然后逐渐增加。如果除此之外，你还需要膳食纤维补充剂来帮助你达到目标摄入量，那么请参考"膳食纤维补充剂"（第275页）中的建议。请与你的医生讨论引入膳食纤维补充剂的具体细节。

我应该如何决定在排除阶段只停留2周还是更长时间？

迄今为止，有关肠易激综合征的最佳研究之一发现，给一组肠易激综合征患者提供低发漫饮食时，这些研究对象在7天之内症状就得到了最大程度的改善。而在现实生活中，我的患者通常需要更长时间才能看到效果。他们会在一开始有些摇摆不定，在真正掌握低发漫饮食法之前也会犯一些错误，但经过第1周之后，他们就能更好地坚持这种饮食方式。从我与肠易激综合征患者多年的合作经验来看，大多数人先需要1周的时间来做准备，然后进入2周的排除阶段来确定低发漫饮食是否对他们有帮助。这个时间长度足够判断低发漫饮食的有效性，同时又不会因为时间太长而分散注意力。如果2周后仍有改善的余地，你可以继续停留在排除阶段，并在每周结束时根据步骤5进行评估。除非你的医生让你继续，否则排除阶段最多延长2周，总共不超过4周。一项大型研究显示，那些自己准备饮食的患者（就像你一样）在进行低发漫饮食的第3周和第4周，其症状仍在持续稳步改善。

饮食上的改变几乎会立即改变你的肠道菌群的构成，然而我们目前还不能完全了解其可能带来的影响。为了安全起见，请听从专业指导，不要在排除阶段停留超过必要的时间。如果你是在营养师的指导下进行低发漫饮食，他们可能会根据你的特定情况制订不同的时间计划，并以稍微不同的方式来实践这种饮食法。

针对小肠细菌过度生长的人，食物清单应该如何修改？

在小肠细菌过度生长的情况下，即使是那些通常能被很好地吸收的糖类也会被一些肠道细菌发酵。出于这个原因，小肠细菌过度生长的患者应该尽量减少来自甜食中的糖类摄入。关于对"低发漫食物储藏柜"（第 87 页）的任何其他修改，请向你的医生咨询。关于低发漫饮食和小肠细菌过度生长的更多讨论，请参阅第 39 页的问题"我患有（或可能患有）小肠细菌过度生长，低发漫饮食对我能有帮助吗？"。

针对低膳食纤维饮食或少渣饮食，食物清单应该如何修改？

如果医生告诉你，你需要限制膳食纤维摄入量或吃"少渣"的食物，那么你应该与营养师配合，修改食物清单。医生会建议一些（但不是全部）克罗恩病、溃疡性结肠炎或胃轻瘫的患者尝试低膳食纤维饮食或少渣饮食。果皮、种子和细纤维会刺激溃疡处或形成纤维垫，从而堵塞因瘢痕或炎症而变窄的肠道。举个例子，爆米花的发漫成分含量可能很低，但它不适合有肠梗阻风险的人。

如果你有急性憩室炎或炎性肠病，医生可能会让你暂时限制饮食中的膳食纤维。你可以问问医生，什么时候可以开始吃"低发漫食物储藏柜"（第 87 页）中所列的高膳食纤维食物。当医生允许的时候，再逐步引入膳食纤维。更多信息请参见"提供膳食纤维的低发漫食物"（第 265 页）。

针对无麸质饮食，食物清单应该如何修改？

将低发漫饮食调整成无麸质版本相对容易一些。麸质是一种存在于小麦、大麦和黑麦中的蛋白质，它不是一种发漫成分。然而小麦、大麦和黑麦中的一些膳食纤维属于发漫成分。这种巧合意味着许多无麸质食品在低发漫饮食中的应用效果很好，当然前提是不添加其他的高发漫成分。要注意一些无麸质食品中添加的膳食纤维，如菊粉、菊苣根提取物或其他发漫成分不明的膳食纤维。有些无麸质食品使用了高发漫甜味剂，如浓缩梨汁、**蜂蜜**、龙舌兰糖浆或果糖，也不适用于低发漫饮食。

在"低发漫食物储藏柜"（第87页）中，只有少数食物或原料本身就含有麸质，它们包括：用小麦或斯佩尔特小麦制成的酸面包、酱油、麦芽、麦芽提取物或麦芽醋以及谷朊粉。如果你遵循无麸质饮食，你应该避免这些食物和原料。例如，在餐单和食谱中，凡是写着"低发漫面包或酸面包"的地方，都用低发漫无麸质面包代替。此外，使用经过认证的无麸质酱油或溜酱油，而不是普通酱油。如果你必须严格遵循无麸质饮食，我建议你所有的谷物和谷物制品都购买经过认证的无麸质版本，因为这类食物是很容易被交叉污染的。"低发漫食物储藏柜"中的所有其他食物要么是天然无麸质的，要么是很容易买到无麸质版本，所以只要继续进行常规的无麸质操作即可。

我需要知道食物中发漫成分的确切克数吗？

对大多数不耐受发漫成分的人来说，"100 g青椒比100 g红甜椒多含0.37 g山梨糖醇"这种微小的差别，不是导致肠易激综合征症状的关键。他们感到不适的原因是他们的身体不能处理大量的牛奶、酸奶、冰激凌、水果、洋葱、大蒜或豆类，以及现代饮食中含有太多的面包、百吉饼、意大利面、膳食纤维能量棒、谷物麦片、含糖饮料和果汁。

你要首先着眼大局，好好享用低发漫食物清单上你能吃的那些食物，不要在互联网上搜索细枝末节的问题。如果你是一个对发漫成分超级敏感的人，少于1 g的发漫成分也能对你造成影响，那么以后你还是有时间来搜索并详细学习的。如果你是一位医护专业人员，计划写一些有关发漫的文章，请查阅经过同行评审的已发表的论文，那里会有食物发漫成分含量的原始数据。

过多长时间，我能再多吃一种以粗体字显示的食物？现在这些分量对我来说太少了。

你是否习惯了吃较大分量的以粗体字显示的食物？这可能是你的肠易激综合征的诱因之一。为了达到最佳效果，在每顿正餐或加餐中，对粗体字显示的食物，食用量不要超过 1~2 种。3~4 小时后，你可以再吃一餐。如果这样也吃不饱，你可以多吃一些不限食用量的食物。如果你需要帮助，请咨询营养专家。

烹饪或加工是否会影响食物中的发漫成分？

是的，在某些情况下，烹饪或加工确实会影响食物中的发漫成分。然而，这方面的具体信息还很缺乏，因为很少有研究去分析食物在烹饪前后发漫成分含量的差别。下面有一些小贴士，可以帮助你了解烹饪和加工对发漫成分可能造成的影响。

- 发漫成分是水溶性的，也就是说它们可以从食物中流出，进入罐装、浸泡或烹饪的水中。从这一点来看，罐头有罐头的好处，因为食物已经在罐头中浸泡了好几个月，经过沥干和冲洗的罐头装小扁豆、鹰嘴豆的发漫成分含量相对于直接自制的要低。自制小扁豆汤或杂豆汤的发漫成分含量可能也相当高，因为汤也一并被你喝下去了，你按照标准食谱制作的汤里有很多从豆子、洋葱和大蒜中浸泡出来的低聚糖。

- 发漫成分不是脂溶性的，也就是说它们不会进入油中。这意味着你在烹饪低发漫食物时可以使用经大蒜浸泡的食用油。

- 干燥过程会使某些食物中的低聚糖含量明显增加，这个过程并不是我们以为的简单浓缩。例如，有实验室分析表明，20颗葡萄干所含的低聚糖比20颗新鲜葡萄的要多。因此，除了可以少量食用在"低发漫食物储藏柜"（第87页）调味品部分提到的作为装饰的蔓越莓干和番茄干以外，我建议你在低发漫饮食的排除阶段避免食用水果干。

- 在少数情况下，我会在"低发漫食物储藏柜"（第87页）中提到"生的""干的"或"熟的"食材，这并不是因为它们在不同状态下的发漫成分含量不同，而是因为在烹饪前后这些食材的体积会不一样。例如，菠菜在煮熟后会缩小，而燕麦在煮制过程中会吸水软化而膨胀起来。

- 由于对苹果和洋葱等高发漫食物在烹饪前后的发漫成分含量的分析尚未完成，因此无论它们以哪种形式出现，在排除阶段都要严格避开。

我可以吃"低发漫食物储藏柜"中没有的食物，如抱子甘蓝或黑麦酸面包吗？

如果你在"低发漫食物储藏柜"（第87页）中没有看到某种食物，请不要吃它。这样的食物要么就是发漫成分含量不明，要么就是在正常食用分量下含有太多的发漫成分。

我知道，减少食用的分量，就有可能让这类食物出现在低发漫饮食中。也有其他一些工具和低发漫食物清单确实允许这类食物以较小分量出现，如两颗抱子甘蓝或两片普通饼干。而本书的饮食方案是我根据自己的临床经验和我的患者的喜好来设计的，如果大多数成年患者按照正常分量食用某种食物，由此摄入的发漫成分就会超标，那我就不会将这种食物列入排除阶段适用的食物清单里，这使得低发漫饮食方案更容易学习和执行。例如，如果 $1/2$ 杯水果或蔬菜的发漫成分含量过高，它就不会出现在排除阶段适用的食物清单里。进入重新引入阶段后，你可以再次尝试这些食物。

不同的低发漫食物清单之间的诸多差异就是由以上的这些因素造成的。这其实并不算问题，因为不同的方法可能对不同的人有效。但如果你担心类似这样的差异会给你造成困扰，那么在接下来的几周内你可以只使用本书中的工具，免受其他信息干扰。

我看到我的某个问题食物出现在允许食用的清单上，而我绝对不能吃这种食物！我应该怎么做？

请确保你的问题食物不是"烟雾弹"。你是否能完全确定问题是来自这一种食物，而不是你在同一时间吃的其他食物？例如，我的一个患者注意到他通常在吃完花生酱后会产气过多和腹胀。但他惊讶地发现，在低发漫饮食中，花生酱是被允许食用的。经过进一步思考，他发觉他经常搭配着花生酱一起吃的食物是多谷物面包或新鲜苹果片，而这两种食物都是高发漫食物。这个饮食方案帮助他厘清了问题，他也欣喜地发现原来花生酱并不是问题食物。这类情况在我的实际工作中经常发生。

你避开那些所谓的"问题食物"，是不是因为你曾读到或听过肠易激综合征患者由于种种原因不应该吃它？我不支持对不同患者都使用同样的一刀切式的饮食限制。我不认为所有肠易激综合征患者都应该避开所有乳制品、所有谷物、所有高脂肪食物、所有红肉、所有糖类或任何其他类别的食物。这些笼统的方法要么已经过时，要么过于宽泛。我并不是说这些建议对任何人都没有帮助，但是本方案的目的是帮助你找到适合你自己的饮食。

有些一直与食物相关症状斗争的患者做了食物敏感性检测或食物抗体

检测。虽然一些肠易激综合征患者的症状很可能涉及免疫激活，但这些检测本身并不具有诊断性。检测结果必须与患者因排除和重新引入"诱发食物"而带来的实际症状的变化一起评估。在经历了这个过程后，你就不需要继续避开那些实际上并不会困扰你的食物。如果你有疑问，请与给你做检测的医生讨论。当然，某些食物带来的过敏反应有可能非常严重，所以如果你有过敏性休克史，或被明确告知对某些食物过敏，或者你有其他医疗原因不能吃本书食物清单上的某些食物，只需将该食物从清单上划掉，不要吃它就好。

我对小麦、大豆、玉米和乳制品感到困惑，它们能否在低发漫饮食中食用？

这些食物中的发漫成分含量受到它们的加工或烹饪方式的影响。这会导致一些细微的差别，使我们很难对小麦、大豆、玉米和乳制品一概而论。例如，大豆油的发漫成分含量很低，但大多数豆乳却不是这样。本书的饮食方案没有全面排除小麦、大豆、玉米和乳制品，由此也让"低发漫食物储藏柜"（第 87 页）中的食物尽可能保持多样性。但同时，你也需要再多花一点时间来仔细查看"低发漫食物储藏柜"，以提醒自己哪些食物适合这种饮食。如果你想了解更多有关"为什么有些食物适合低发漫饮食，有些则不适合"的信息，请参阅"复杂食物解析"（第 257 页）。

我正在查看某种食品的食品标签，除了一种成分外，其他的成分看起来都没问题。我可以吃这种食品吗？

如果你正处于排除阶段，答案是不能。在这个有限的时间内，饮食中的发漫成分排除得越干净，你就越能了解你的肠易激综合征症状对发漫成分"缺席"的反应。如果某种食品的成分列表中有任何发漫成分含量高的原料，那就不要吃它，除非该食品已经通过了低发漫产品认证。除此之外，唯一的例外是不能让自己饿肚子，如果没有别的东西可吃，那你就只能适当吃一点。显然，你必须提前做好计划，以确保这种例外情况尽可能少发生。

在随后的重新引入阶段，你可以再适当地尝试该食品。例如，你可以在果糖挑战中吃含有蜂蜜的食品。在那之后，对于这个问题的答案就变成：也许。你可能通过这个饮食方案了解到自己可以耐受果糖。在这种情况下，一旦你完成了重新引入阶段，就可以对蜂蜜恢复食用。而另一方面，如果你明显对果糖不耐受，你可能需要找一些替代品来替代以蜂蜜作为主要配料的燕麦棒或烤肉酱。不过，在长长的食品配料表中，越靠后的配料含量越少，如果蜂蜜是在苏打饼干或不太甜的食品的配料表的最后，那么你吃一点这种食品可能也没有问题。

我需要为护肤品或个人卫生用品中的发漫成分而担心吗？

对护肤品来说，答案是否定的。发漫成分必须经过消化才能让胃肠道产生症状。如果你没有吞咽牙膏或漱口水的习惯，其中的发漫成分就不太可能引起问题，所以没有必要改变常用的产品。

在低发漫饮食中，购买有机食品或非转基因食品重要吗？

不重要，有机食品和非转基因食品的发漫成分含量并不会更低。你可能觉得购买这些食品有其他的好处，但对本书的饮食方案来说，这并不是必需的。消费者和营养专家对这个话题有不同的立场，而你只需要在符合自己的价值观和预算的前提下为改善肠易激综合征去购买食物。你应该用你所拥有的时间和金钱尽可能地让自己和家人吃得好、活得舒服，而不必因为你与别人的"完美"饮食观不同感到内疚或羞愧。

我正在服用的药物或补充剂含有大量发漫成分。我应该怎么做?

一些药片、药丸和止咳糖的填充剂、黏合剂或涂层剂确实含有发漫成分。液体药物也可能是个问题。不过,你应该按照处方继续服用药物。在没有与医生讨论之前,千万不要停止服用日常处方药物。在很短的排除阶段内,不要担心这个问题。如果你的症状是由发漫成分引发的,仅饮食上的改变就可以提供有用的信息。如果你发现自己对某一种发漫成分特别敏感,而这种成分又出现在你常吃的药物中,请与你的医生讨论可替代的药品。

如果这些成分出现在只是"按需服用"的处方药中,如非必要,你可以在排除阶段停止使用它们。如果这些成分出现在非处方性的止咳糖、补充剂中,那么你可以不用咨询医生,直接停止服用它们。

我可以食用什么类型的蛋白粉?

在低发漫饮食中,大多数人可以很容易地仅通过食物就满足对蛋白质的需求,但有时也会需要补充蛋白粉。蛋白粉在运动员、素食者、增重者或减重者中特别受欢迎。但某些人群并不适合食用蛋白质补充剂,例如那些容易形成肾结石或有其他肾脏问题的人,因此,如果你有任何健康问题,请在食用蛋白粉之前咨询医生。

由于很少有蛋白粉进行发漫成分检测,选择蛋白粉的主要策略就是要找那些不含有明显或疑似高发漫成分的产品。要避开高发漫原料,包括水果粉或蔬菜粉;甜味剂,如龙舌兰糖浆、果糖或糖醇;人为添加的膳食纤维,如菊粉、菊苣根提取物或豌豆纤维。要寻找那些蛋白质来源是 99% 无乳糖的乳清、大米或蛋清的产品。虽然其他蛋白质,尤其是豌豆蛋白很受关注,但它们都来自潜在的高发漫食物,无论每个品牌的产品都需要进行实验室检测来确定其发漫成分含量的高低。

低发漫食物储藏柜

< 谷物和富含淀粉的食物 >

以下食物适合排除阶段

早餐谷物食品（冷食），由大
米或玉米制成 *（¹/₂ 杯）

早餐谷物食品（冷食），由藜
麦或小米制成 *

荞麦糁和荞麦粉

玉米糁和玉米粉

玉米脆片 *

玉米面条

玉米淀粉

玉米薄饼 *

大米饼干或玉米饼干 *

无麸质白面包 *（2 片）

无麸质碱水面包 *

小米和小米粉

小米面包 *

燕麦麸皮（生）（1 大勺）

燕麦粉（¹/₄ 杯）

燕麦片（生）*（¹/₄ 杯）

燕麦片（熟）*（¹/₂ 杯）

大蕉

波伦塔

爆米花 *

白土豆

薯片 *

土豆淀粉

藜麦饭 *，藜麦片和藜麦粉

藜麦面条

米糕或爆米花蛋糕 *

米糠

糙米饭或大米饭 *

米糊（热食）

大米饼干

米线

米粉

高粱和高粱粉

酸面包 *，由白面粉、全麦粉或
斯佩尔特小麦粉制成（2 片）

木薯

注意：以粗体字显示的食物，食用量应限制在所示分量内，每顿正餐或加餐中最多选择 2 种。
标 * 的食物，要仔细阅读食品标签，避免食用添加了发漫成分的加工食品。

87

木薯淀粉   山药和山药粉

苔麸粉

关于谷物和富含淀粉的食物的小贴士

1. 我将红薯列入了蔬菜类，请参阅"蔬菜"部分。

2. 购买时，请选择配料简单的食物。某些包装食品中搭配的调料或酱汁往往含有大量发漫成分。

3. 选择用低发漫面粉、斯佩尔特小麦粉或普通小麦粉制成的酸面包。用黑麦制作的酸面包的发漫成分含量并不低，不适合在排除阶段食用。

4. 你如果需要考虑购物预算，可以在这几周内购买价格低廉的低发漫食物，如大米、土豆和玉米粉，不必购买昂贵的特制面包和零食。

5. 你如果想了解为什么有些小麦制品和玉米制品可以在低发漫饮食中食用，而另一些不可以，以及更多关于树胶和淀粉的知识，请阅读"复杂食物解析"（第 257 页）。

6. 仔细阅读食品标签，在排除阶段避开以下食物或成分。

• 龙舌兰糖浆（检查格兰诺拉麦片、早餐谷物食品、烘焙食品、能量棒）。

• 蜂蜜（检查格兰诺拉麦片、烘焙食品、能量棒）。

• 洋葱和大蒜，包括新鲜的、粉状的或脱水的（检查调味米饭、混合谷物饭、饼干、薯片、爆米花、面包）。

• 不正宗的酸面包。正宗的酸面包的配料表上通常没有酵母，尽管"野生酵母"其实是酸面包发酵种的一部分。添加酸或醋以获得浓烈风味也是酸面包不正宗的标志。

注意：以粗体字显示的食物，食用量应限制在所示分量内，每顿正餐或加餐中最多选择 2 种。标 * 的食物，要仔细阅读食品标签，避免食用添加了发漫成分的加工食品。

- 除酸面包外，配料表中含有小麦的食物。这类小麦配料包括小麦粉、精白面粉、营养强化面粉、中筋面粉、卡姆小麦、斯佩尔特小麦、全麦面粉、裂纹小麦、法里纳小麦、布格麦、麦仁、发芽小麦（检查早餐谷物食品、面包、饼干、面条、松饼、蛋糕、酥皮点心、百吉饼、比萨、酱汁、谷物沙拉）。
- 菊苣根、菊苣根提取物或菊粉（检查烘焙食品、即食燕麦片、早餐谷物食品、能量棒、蛋白粉、奶昔粉、纤维素片、纤维素软糖）。
- 低聚果糖（检查饼干、能量棒、早餐谷物食品、蛋白粉、奶昔粉）。
- 果糖、结晶果糖、果葡糖浆（检查烘焙食品、能量棒、早餐谷物食品、运动补剂、蛋白粉、奶昔粉）。
- 山梨糖醇、甘露糖醇、异麦芽糖醇、木糖醇、麦芽糖醇、乳糖醇、聚葡萄糖、氢化淀粉水解物（检查代餐棒、能量棒、蛋白粉、奶昔粉）。
- 糖蜜（检查面包、饼干、蛋糕和其他烘焙食品）。
- 浓缩果汁（检查面包、饼干、蛋糕、能量棒、早餐谷物食品）。

< 水果 >

以下食物适合排除阶段

蓝莓（ $^1/_2$ 杯 ）	香蕉（ $^1/_2$ 个 ）
蓝莓汁（ $^1/_2$ 杯 ）	蔓越莓（ $^1/_2$ 杯 ）
哈密瓜（ $^1/_2$ 杯 ）	蔓越莓汁 *（ $^1/_2$ 杯 ）
克莱门氏小柑橘（1 个中等大小的）	火龙果（ $^1/_2$ 杯 ）
	西柚（ $^1/_2$ 杯 ）

注意：以粗体字显示的食物，食用量应限制在所示分量内，每顿正餐或加餐中最多选择 2 种。
标 * 的食物，要仔细阅读食品标签，避免食用添加了发漫成分的加工食品。

西柚汁 * ($^1/_2$ 杯)	木瓜 ($^1/_2$ 杯)
葡萄汁 * ($^1/_2$ 杯)	百香果 (1 个中等大小的)
葡萄 ($^1/_2$ 杯)	菠萝 ($^1/_2$ 杯)
白兰瓜 ($^1/_2$ 杯)	仙人掌果 (1 个)
猕猴桃 (1 个中等大小的)	树莓 ($^1/_2$ 杯)
柑橘 (1 个中等大小的或 2 个小的)	食用大黄 ($^1/_2$ 杯)
	阳桃 (1 个中等大小的)
橙子 (1 个小的)	草莓 ($^1/_2$ 杯)
橙汁 * ($^1/_2$ 杯)	橘柚 (1 个中等大小的)

关于水果的小贴士

1. 为了达到最佳效果，在每顿正餐或加餐中，将水果的食用量限制在一份以内。

2. 大多数水果干不适合在排除阶段食用。例外情况列在了"调味品"部分。

3. 仔细阅读食品标签，在排除阶段避开以下食物或成分。

• 果糖、结晶果糖或果葡糖浆（检查果汁或鸡尾酒，果味碳酸饮料，果酱或果冻，水果糖，酱汁，如番茄酱、梅子酱或酸辣酱，咀嚼片或软糖式补充剂）。

• 浓缩果汁（检查果汁或鸡尾酒，果酱，果味小零食，果干，水果软糖，果味冰棒，饼干，任何带有"健康"或"天然甜味"标签的糖果）。

• 苹果汁或梨汁（检查 100% 混合果汁和思慕雪）。

• 菊苣根、菊苣根提取物、菊粉、低聚果糖（检查果汁，思慕雪，咀

注意：以粗体字显示的食物，食用量应限制在所示分量内，每餐或每顿零食中最多选择 2 种。
标 * 的食物，要仔细阅读食品标签，避免食用添加了发漫成分的加工食品。

嚼片或软糖式补充剂，特别是膳食纤维补充剂）。

- 全食物补充剂或蛋白粉中的脱水水果。

< 蔬菜 >

以下食物适合排除阶段

苜蓿芽

芝麻菜

竹笋

豆芽

青椒（$^1/_2$ 杯）

黄甜椒、橙甜椒或红甜椒

小白菜（$^1/_2$ 杯）

奶油南瓜（$^1/_2$ 杯）

卷心菜（$^1/_2$ 杯）

紫甘蓝（$^1/_2$ 杯）

胡萝卜

块根芹（$^1/_2$ 杯）

佛手瓜（$^1/_2$ 杯）

樱桃番茄

菊苣叶

菜心

宽叶羽衣甘蓝

黄瓜

茄子

苦苣菜

球茎茴香（$^1/_2$ 杯）

茴香叶（$^1/_2$ 杯）

四季豆（$^1/_2$ 杯）

贝贝南瓜

羽衣甘蓝

大葱的葱绿部分

小葱的葱绿部分

生菜

罐头装蘑菇（$^1/_2$ 杯）

秋葵（$^1/_2$ 杯）

欧洲防风

飞碟南瓜

罐头装南瓜 * （$^1/_2$ 杯）

红菊苣

注意：以粗体字显示的食物，食用量应限制在所示分量内，每顿正餐或加餐中最多选择 2 种。
标 * 的食物，要仔细阅读食品标签，避免食用添加了发漫成分的加工食品。

芜菁甘蓝（ $^1/_2$ 杯）	莙荙菜
紫菜	新鲜番茄
金丝南瓜	罐头装番茄*（整颗、丁状、泥状）
菠菜（生）	**萝卜（ $^1/_2$ 杯）**
菠菜（熟）（ $^1/_2$ 杯）	芜菁
夏南瓜	荸荠
红薯（ $^1/_2$ 杯）	**西葫芦（ $^1/_2$ 杯）**

关于蔬菜的小贴士

1. 选择不添加酱汁的新鲜蔬菜或冷冻蔬菜。

2. 用油煸炒洋葱或大蒜，并在添加其他配料前将其取出弃用，这样做可以获得洋葱或大蒜的风味，而不增加菜肴的发漫成分。因为低聚糖可溶于水，所以不要将洋葱和大蒜放在汤或炖菜里煮。

3. 关于洋葱和大蒜的替代品，参见"调味品"部分（第101页）。

4. 仔细阅读食品标签，在排除阶段避开以下食物或成分。

• 洋葱粉或脱水洋葱（检查各种混合料包、预包装食品）。

• 大蒜粉或脱水大蒜（检查各种混合料包、预包装食品）。

• 提到"风味""天然风味"或"提取物"的产品，这类词可能指的是洋葱或大蒜（检查含有肉类或鱼类的加工食品）。

• 果糖、结晶果糖或果葡糖浆（检查酱料、调味品、熟食沙拉、市售沙拉酱）。

• 脱水蔬菜或全食物补充剂中的大蒜。

• 牛奶、乳清或酪乳（检查冷冻蔬菜上的奶酪或其他酱汁），沙拉酱。

注意：以粗体字显示的食物，食用量应限制在所示分量内，每顿正餐或加餐中最多选择2种。
标*的食物，要仔细阅读食品标签，避免食用添加了发漫成分的加工食品。

< 坚果和种子 >

以下食物适合排除阶段

杏仁酱 *（2 大勺）　　　　　花生（2 大勺）

杏仁（2 大勺）　　　　　　　山核桃仁（2 大勺）

巴西坚果（2 大勺）　　　　　松仁（2 大勺）

栗子（2 大勺）　　　　　　　石榴籽（2 大勺）

奇亚籽（2 大勺）　　　　　　南瓜子仁（2 大勺）

椰肉（2 大勺）　　　　　　　芝麻（2 大勺）

榛仁（2 大勺）　　　　　　　葵花子仁（2 大勺）

夏威夷果（2 大勺）　　　　　核桃仁（2 大勺）

花生酱 *（2 大勺）

关于坚果和种子的小贴士

1. 选择没有调味的、不加糖的坚果和种子。

2. 2 大勺坚果或种子差不多是一把。

3. 仔细阅读食品标签，在排除阶段避开以下食物或成分。

• 腰果和开心果（检查混合坚果）。

• 水果干（检查混合坚果、混合干果）。

• 果糖、结晶果糖或果葡糖浆（检查坚果酱、糖衣坚果）。

• 蜂蜜（检查坚果酱、糖衣坚果、加蜂蜜烤制的坚果、坚果棒、能量棒）。

• 洋葱粉或大蒜粉（检查烟熏坚果、干烤坚果、调味坚果）。

• 糖蜜（检查坚果酱）。

注意：以粗体字显示的食物，食用量应限制在所示分量内，每顿正餐或加餐中最多选择 2 种。
标 * 的食物，要仔细阅读食品标签，避免食用添加了发漫成分的加工食品。

< 植物蛋白来源 >

以下食物适合排除阶段

煮熟的鹰嘴豆瓣*（$^1/_2$ 杯 ）　　　大米蛋白粉*

洗净并沥干的罐头装鹰嘴豆（$^1/_2$ 杯）　　大豆丹贝*

去豆荚的毛豆（$^1/_2$ 杯 ）　　　北豆腐*

洗净并沥干的罐头装小扁豆（$^1/_2$ 杯）　　煮熟并沥干的黑扁豆*（$^1/_2$ 杯 ）

煮熟并沥干的红扁豆（$^1/_2$ 杯 ）

关于植物蛋白来源的小贴士

1. 鹰嘴豆瓣指的是小颗粒的去皮的干鹰嘴豆瓣。

2. 想了解更多可以满足你对蛋白质需求的食物，参见"提供蛋白质的低发漫食物"（第 267 页）。

3. 如果你想进一步了解为什么有些豆制品可以在低发漫饮食中食用，另一些不可以，参见"复杂食物解析"（第 257 页）。

4. 仔细阅读食品标签，在排除阶段避开以下食物或成分。

• 豆类，包括茄汁焗豆、腰豆、斑豆、黑豆、利马豆、白凤豆、海军豆，或除上述豆类以外的任何干豆或豌豆(检查汤、蘸酱、速冻食品、沙拉)。

• 豌豆蛋白或豌豆纤维（检查素食蛋白粉、奶昔、奶昔粉）。

• 成熟的、完整的大豆或大豆制品，如全豆豆乳、即食大豆、大豆碎，或除此之外的其他大豆制品（检查素食方便食品，素肉，热狗或冷盘，饮料，蛋白粉）。

• 用棕扁豆、法式扁豆或绿扁豆自制的扁豆汤。

• 自制鹰嘴豆泥或市售鹰嘴豆泥。

注意：以粗体字显示的食物，食用量应限制在所示分量内，每顿正餐或加餐中最多选择 2 种。
标 * 的食物，要仔细阅读食品标签，避免食用添加了发漫成分的加工食品。

- 洋葱粉或脱水洋葱（检查素食汤、肉汤、酱汁、大豆丹贝、豆腐、素肉、鹰嘴豆泥）。
- 大蒜粉或脱水大蒜（检查素食汤、肉汤、酱汁、大豆丹贝、豆腐、素肉、鹰嘴豆泥）。

< 畜肉类、禽肉类、鱼类和蛋类 >

以下食物适合排除阶段

牛肉	任何种类的鱼
鸡肉	羊肉
鸭肉	猪肉
蛋清粉 *	任何种类的海鲜
蛋清	火鸡肉
全蛋	

关于畜肉类、禽肉类、鱼类和蛋类的小贴士

1．提供动物蛋白来源的畜肉类、禽肉类、鱼类和蛋类，几乎不含碳水化合物。由于所有发漫成分都属于碳水化合物，所以这些食物几乎不含发漫成分。

2．选择未经调味的、没有挂糊的、加工程度低的畜肉、禽肉和鱼，可以选择整块的也可以选择碎的。

3．按照自身需求足量食用上述食物，以满足你对热量和蛋白质的需求。

4．加工肉类可能会有营养上的缺失，但只要它们不含发漫成分，就可以在排除阶段食用。

注意：以粗体字显示的食物，食用量应限制在所示分量内，每顿正餐或加餐中最多选择 2 种。
标 * 的食物，要仔细阅读食品标签，避免食用添加了发漫成分的加工食品。

5. 仔细阅读食品标签，在排除阶段避开以下食物或成分。

• 脱脂奶粉（检查加工肉类、酱汁、肉汁）。

• 洋葱粉、洋葱汁、洋葱提取物或脱水洋葱（检查速食汤、肉汤、酱汁、带有"洋葱""香料""天然风味""风味""调味品"等词汇的加工肉类制品）。

• 果葡糖浆、蜂蜜、糖蜜（检查加工肉类、肉汤）。

＜牛奶及乳制品＞

以下食物适合排除阶段

非陈年奶酪*（包括美式奶酪、菲达奶酪、马苏里拉奶酪、新鲜山羊奶酪、印度奶酪）（28 g）

陈年奶酪（包括切达干酪、瑞士干酪、帕玛森干酪、布里奶酪、哈瓦蒂干酪、卡芒贝尔奶酪*）

无乳糖农家干酪*

奶油奶酪*（2 大勺）

干凝乳农家干酪*

99% 无乳糖开菲尔酸奶*

无乳糖牛奶*

无乳糖乳清蛋白粉*

无乳糖酸奶*

关于牛奶及乳制品的小贴士

1. 在本书中，植物奶大都根据其来源命名，例如杏仁奶、大米奶。关于植物奶的更多信息，可参阅第 97 页"饮品"部分的清单。

2. 奶酪的乳糖含量取决于它是否经过陈化，而不是来自哪里。无论是来自奶牛、山羊还是绵羊的奶酪，其乳糖含量都是差不多的。

3. 陈年奶酪在营养成分表的碳水化合物一栏会注明"0 g"，并且几

注意：以粗体字显示的食物，食用量应限制在所示分量内，每顿正餐或加餐中最多选择 2 种。
标*的食物，要仔细阅读食品标签，避免食用添加了发漫成分的加工食品。

乎不含乳糖。

4．水分含量高的奶酪，如普通的农家干酪和里科塔奶酪，不适合在排除阶段食用，除非经过乳糖酶特殊处理。

5．你应该可以在普通超市中找到无乳糖牛奶、无乳糖农家干酪和无乳糖冰激凌，你如果想购买99%无乳糖开菲尔酸奶、无乳糖普通酸奶、无乳糖酸奶油，可以逛一逛进口食品超市。

6．关于各种乳制品乳糖含量的更多信息，参见"复杂食物解析"（第257页）。

7．纯素奶酪可能含有一些高发漫成分，不建议食用未经实验室检测并认证的产品。

8．仔细阅读食品标签，在排除阶段避开以下食物或成分。

• 菊粉（检查加工奶酪、酸奶）。

• 高发漫水果（检查果味酸奶、果味奶酪、开菲尔酸奶）。

• 果糖、结晶果糖、果葡糖浆（检查普通酸奶、开菲尔酸奶、果味奶酪、乳清蛋白粉、代餐粉）。

• 甘露糖醇、山梨糖醇和其他带"醇"字的甜味剂（检查乳清蛋白粉、代餐粉、乳糖酶添加剂）。

• 浓缩乳清蛋白（检查蛋白粉、代餐粉）。

• 脱脂奶粉（检查热巧克力粉、早餐饮料粉）。

< 饮品 >

以下食物适合排除阶段

杏仁奶*	啤酒

注意：以粗体字显示的食物，食用量应限制在所示分量内，每顿正餐或加餐中最多选择2种。
标*的食物，要仔细阅读食品标签，避免食用添加了发漫成分的加工食品。

淡红茶 * （240 mL）	大米奶
淡印度香料茶（240 mL）	南非博士茶 *
过滤式黑咖啡或速溶黑咖啡 *	大豆分离蛋白豆乳（非全豆豆乳）
淡蒲公英茶 * （240 mL）	伏特加
意式浓缩咖啡 *	威士忌
杜松子酒	白茶 *
绿茶 *	红葡萄酒或白葡萄酒（非雪莉
薄荷茶	酒或波特酒）

关于饮品的小贴士

1. 酒精和咖啡因的摄入要适量，它们虽然不属于发漫成分，但会影响肠道功能。

2. 喝足量的低发漫饮料，来代替被你排除的高发漫饮料。

3. 仔细阅读食品标签，在排除阶段避开以下食物或成分。

· 龙舌兰糖浆或蜂蜜（检查甜茶、咖啡、软饮料、碳酸饮料）。

· 用全豆、腰果、开心果或燕麦制成的植物奶。

· 果糖、结晶果糖、果葡糖浆（检查碳酸饮料、汤力水、甜茶饮料、咖啡、风味水、风味包或风味滴剂、维生素 C 饮料、蛋白粉、奶昔粉、鸡尾酒、能量饮料）。

· 甘露糖醇、山梨糖醇、赤藓糖醇、木糖醇和其他带"醇"字的甜味剂；聚葡萄糖（检查风味水、饮料附赠的风味包或风味剂、蛋白粉、代餐粉、小包装甜味剂）。

· 菊苣、菊苣根提取物、菊粉、低聚果糖（检查花草茶、咖啡代用品、

注意：以粗体字显示的食物，食用量应限制在所示分量内，每顿正餐或加餐中最多选择 2 种。
标 * 的食物，要仔细阅读食品标签，避免食用添加了发漫成分的加工食品。

蛋白粉、代餐粉、思慕雪、膳食纤维饮料或滴剂、小包装甜味剂）。

• 脱脂奶粉（检查热巧克力粉、早餐饮料粉）。

• 浓缩乳清蛋白（检查蛋白粉、代餐粉）。

< 乳脂 >

以下食物适合排除阶段

黄油

酥油

半脂奶油（一半全脂牛奶和一半鲜奶油混合而成）（2 大勺）

可打发鲜奶油 * ($1/4$ 杯)

无乳糖酸奶油

酸奶油 * (2 大勺)

关于乳脂的小贴士

• 仔细阅读食品标签，在排除阶段避开菊粉（检查酸奶油、可打发鲜奶油、冰激凌、冷冻甜点、奶油奶酪）。

< 油类 >

以下食物适合排除阶段

罐装椰奶或椰奶油 * ($1/2$ 杯)

麦淇淋 *

蛋黄酱 *

塔塔酱 *

任何类型的食用油，包括橄榄油、大豆油、椰子油和经大蒜浸泡的油

关于油脂的小贴士

• 纯植物油不含发漫成分。

注意：以粗体字显示的食物，食用量应限制在所示分量内，每顿正餐或加餐中最多选择 2 种。

标 * 的食物，要仔细阅读食品标签，避免食用添加了发漫成分的加工食品。

< 甜食 >

以下食物适合排除阶段

糖果 *（28 g）

无乳糖冰激凌 *（¹/₂ 杯）

蔗糖浆（1 大勺）

纯枫糖浆（1 大勺）

黑巧克力或半甜巧克力 *（28 g）

雪葩（¹/₂ 杯）

玉米糖浆（非果葡糖浆）（1 大勺）

糖，包括红糖、蔗糖、棕榈糖、糖粉、白砂糖、黄砂糖、原糖（1 大勺）

果酱或果冻（1 大勺）

关于甜食的小贴士

1. 在排除阶段，即使是食用这些发漫成分含量相对较低的甜食也必须控制分量。哪怕其中的葡萄糖和果糖能够很好地平衡，一次吃太多果糖对许多人来说也是个问题。对此，如果你还想了解更多，详见"饮食背后的科学"（第 245 页）。

2. 仔细阅读食品标签，在排除阶段避开以下食物或成分。

- 冰激凌或冰沙（除非注明无乳糖）。

- 蜂蜜（检查糖果、止咳糖、蛋糕、饼干、酥皮点心和其他烘焙食品）。

- 龙舌兰糖浆（检查冰激凌、冷冻甜点、蛋糕、饼干、酥皮点心、糖果、止咳糖）。

- 果糖、结晶果糖、果葡糖浆（检查果酱、果冻、糖果、咀嚼片式补充剂、水果咀嚼片、煎饼糖浆、止咳糖、冷冻甜点、蛋糕、饼干、酥皮点心）。

- 糖蜜（检查糖果、能量棒、饼干、蛋糕、酥皮点心）。

- 斯佩尔特小麦粉、卡姆小麦粉、营养强化小麦粉、精白面粉、普通

注意：以粗体字显示的食物，食用量应限制在所示分量内，每顿正餐或加餐中最多选择 2 种。
标 * 的食物，要仔细阅读食品标签，避免食用添加了发漫成分的加工食品。

小麦粉（检查蛋糕、饼干、酥皮点心）。

- 山梨糖醇、聚葡萄糖、甘露糖醇、异麦芽糖醇、木糖醇、麦芽糖醇、乳糖醇、赤藓糖醇或氢化淀粉水解物（检查口香糖、糖果、止咳糖、咀嚼片或软糖式补充剂、冷冻甜点、低碳水化合物能量棒）。

- 菊苣根、菊苣根提取物、菊粉（检查咀嚼片或软糖式补充剂、水果咀嚼片、能量棒、冷冻甜点）。

- 低聚果糖（检查低脂饼干、能量棒）。

- 用作甜味剂的浓缩果汁（检查所有种类的果酱、糖果、咀嚼片或软糖式补充剂、水果咀嚼片、蛋糕、饼干、酥皮点心）。

< 调味品 >

以下食物适合排除阶段

洋蓟心罐头（2 大勺）	韭菜和韭苔
阿魏粉 *	**酸辣酱 * （2 大勺）**
牛油果（1$\frac{1}{2}$ 大勺）	香菜
罗勒	肉桂
香叶	**可可粉（1$\frac{1}{2}$ 大勺）**
黑胡椒	香菜籽
酸豆	**蔓越莓干 * （2 大勺）**
小豆蔻	孜然
新鲜红辣椒或青辣椒	咖喱叶
纯辣椒粉 *	咖喱粉 *

注意：以粗体字显示的食物，食用量应限制在所示分量内，每顿正餐或加餐中最多选择 2 种。
标 * 的食物，要仔细阅读食品标签，避免食用添加了发漫成分的加工食品。

莳萝	黄瓜泡菜
茴香籽	禽类香料 *
葫芦巴籽（1小勺）	迷迭香
鱼露	藏红花
五香粉	盐
大蒜风味橄榄油	小葱的葱绿部分
生姜或生姜末	芝麻油
意大利混合香料 *	酱油 *
柠檬汁	八角
柠檬草	甜菊糖 *
青柠汁	**番茄干（2大勺）**
甘牛至	日式溜酱油 *
味噌酱	**罗望子酱（1大勺）**
即食芥末酱 *	龙蒿
芥末籽或芥末粉	百里香
肉豆蔻	番茄酱
橄榄	姜黄
牛至	**维吉米特黑酱（1大勺）**
蚝油 *（1大勺）	**意大利香醋（1大勺）**
红甜椒粉	其他类型的醋
烟熏红甜椒粉或烟熏红辣椒粉	芥末酱 *
欧芹	辣酱油

注意：以粗体字显示的食物，食用量应限制在所示分量内，每顿正餐或加餐中最多选择2种。
标 * 的食物，要仔细阅读食品标签，避免食用添加了发漫成分的加工食品。

关于调味品的小贴士

• 你可以在天然食品和有机食品专卖店里购买少量散装香料。与价格
  高昂的罐装香料相比，散装香料便宜得多。除非你在未来几个月内
  会经常用到它们，否则不要大量购买香料。

如何阅读食品标签

　　未经加工的全食物没有食品标签，对吗？它们总体上是更健康的选择，
不光如此，当你遵循低发漫饮食法时，选择全食物也很容易操作。你可以
一目了然地知道草莓可以吃而洋葱不能吃。但现实是，人们购买的很多食
品都是装在盒子、袋子或罐头里的。即使是那些以避食加工食品为荣的人，
可能也不会经常自己做意大利面、面包、奶酪和酸奶，或者自己做番茄罐
头或椰蓉。因此，我们都必须学会如何阅读食品标签。

　　对遵循低发漫饮食法的人来说，食品标签中最重要的部分就是配料表。
在步骤 4 中，你只能选择用低发漫原料制成的食品，如果高发漫原料出现
在某食品的配料表中，你就要避免选择该食品。但是，这并不意味着后面
列出的"低发漫原料清单"中的所有原料都是"健康的"，我列出这些原
料并不意味着我赞成你食用它们，适合某个人的食物也可能不适合另一
个人。例如，虽然我不赞成食用阿斯巴甜，但我会分享有关其发漫成分
含量的信息，这样你就可以对是否食用这些食品做出明智的选择。

　　当然，你愿意的话，也可以避开任何这些原料或添加剂。除了提供钠
的食盐之外，没有什么是排除阶段不可或缺的。你如果有疑问，请与你的
营养师讨论适合你的选择。

在阅读食品标签时注意以下几点。

• 不一定要选择标明"无麸质"的食品。

• 微量的高发漫原料（如小麦、大豆）并不会把某种食品排除在低发漫饮食之外。例如，酱油的配料表中通常含有小麦，但酱油的发漫成分含量很低。加工小米面包的生产设备可能同时也用于加工小麦产品，但只要小米面包的配料表中没有小麦粉，它就适用于低发漫饮食。与一些食物过敏患者或乳糜泻患者的饮食法不同，对于微量的不适宜原料，低发漫饮食法不会要求 100% 不能含有。你只需避开那些明确含有高发漫原料的食品，除非它们经实验室检测并证实发漫成分含量较低。

• 正宗的酸面包不含防腐剂，因此它们几乎都是当地生产的。直接从当地面包房购买的酸面包质量最好，没吃完的面包可以冷藏或冷冻保存，烘烤后再食用。某些大型超市也会出售当地面包房生产的酸面包或者自制的酸面包。不要被超市面包货架上某个大品牌生产的、仅仅写着"酸面包风味"的面包迷惑，配料表中有任何形式的醋或酸的面包很可能都不是正宗的酸面包。"酸面包"这个词不一定会出现在正宗酸面包的食品名称或包装上，重要的是面包的制作过程，而不是面包的名称或味道。正宗的酸面包配料表中通常不会出现"酵母菌""面包酵母"，但可能会提到"天然酵母"或"酸面团酵头"，或者根本不列出酵母。

• 不含任何肉类、鱼类的包装食品如果含洋葱或大蒜，按规定需要在配料表中将其列出，因此如果配料表中未列出洋葱或大蒜，那么这类包装食品中添加的调味品，就是适用于低发漫饮食的。例如，只要没有标明，你就不需要担心即食芥末酱或饼干中的调味品含有洋葱或大蒜。

- 而对于含肉类、鱼类的包装食品，即使含量很少，也不必遵循同样的规则，它们不必将其调味品中的洋葱和大蒜单独列出。因此，你需要避开添加了调味品的汤、炖菜、肉酱、加工肉类和即食食品，或者任何含有其他可能加了洋葱或大蒜的肉类或鱼类制品。

- 尽管你可以在能力范围内购买最优质的食物，但食品标签上的"有机""非转基因""全天然""新鲜"等用语对发漫成分含量来说没有任何影响。你可以根据自己的预算、饮食理念和健康需求选择合适的低发漫食品。

- 还有许多食物和原料没有出现在高发漫或低发漫原料清单上，这是因为目前没有关于其发漫成分含量的信息，也没有办法猜测其发漫成分含量。因此，我无法确定它们应该如何运用在低发漫饮食中。当然，这并不意味着如果你有肠易激综合征，书中没有提到的食物你就永远不能吃了。你只需要在执行低发漫饮食方案期间避开它们。待结束后，你可以自由地恢复食用你过去能耐受的其他食物。你很快就会发现它们是否会导致你的肠易激综合征症状。

< 低发漫原料清单 >

阿拉伯胶	甜菜糖
阿斯巴甜	细砂糖
面包酵母	黑胡椒
泡打粉	赤砂糖
小苏打	红糖
麦芽	甘蔗汁结晶体

甘蔗糖	部分水解瓜尔豆胶 (PHGG)
甘蔗糖浆	洋车前子壳粉
卡拉胶	原糖
上白糖	精制糖
可可脂	抗性淀粉
糖粉	大米麦芽糖浆
玉米糖浆（非果葡糖浆）	糖精
固体玉米糖浆	盐
脱水甘蔗汁	单糖浆
金砂糖	大豆油
右旋糖	大豆卵磷脂
明胶	甜菊糖
结冷胶	三氯蔗糖
葡萄糖	蔗糖
麸质	糖浆
白砂糖	幼砂糖
瓜尔豆胶	塔拉胶
高麦芽糖玉米糖浆	谷朊粉
糖霜	芥末
麦芽提取物	小麦淀粉
麦芽糖	乳清分离蛋白
变性淀粉	黄原胶
棕榈糖	

＜高发漫原料清单＞

以下这些成分和食物不建议在排除阶段食用。按正常分量食用时，它们是已知的（或可能的）发漫成分的来源。请注意，这并不是一份发漫食物和成分的详尽清单，还有许多食物的发漫成分含量是未知的。还要注意的是，市场上已经开始出现经过实验室检测并被认证的低发漫产品。在某些情况下，它们也可能含有本清单中的食物或成分，但其含量低到完全能适用于排除阶段。

白面粉（用于酸面包的除外）

全麦面粉（用于酸面包的除外）

大麦和大麦粉

黑麦和黑麦粉

粗粒小麦粉

中筋面粉

营养强化面粉

布格麦

麦仁

小麦麸皮

小麦片

斯佩尔特小麦片

斯佩尔特小麦粉（用于酸面包的除外）

卡姆小麦

发芽小麦

用发芽小麦制作的面包

燕麦面包

碱水面包（无麸质的除外）

用大麦粉或黑麦粉制作的面包

用斯佩尔特小麦粉制作的面包（酸面包除外）

用小麦粉制作的面包（酸面包除外）

由白面粉、全麦面粉或杂粮面粉制作的意大利面

用小麦粉、大麦粉或黑麦粉制作的蛋糕

用小麦粉、大麦粉或黑麦粉制作的松饼

用小麦粉、大麦粉或黑麦粉制作的饼干

用白面粉、全麦面粉或杂粮面粉制作的面条

用白面粉、全麦面粉或杂粮面粉制作的通心粉

用白面粉或全麦面粉制作的颗粒面

古斯米

代餐粉

谷物代餐棒

膳食纤维能量棒

低碳水化合物代餐棒

用菊苣根提取物、菊粉、小麦、大麦或黑麦制成的早餐谷物食品

苹果或苹果干

苹果泥

苹果汁

苹果酒

杏或杏干

李子或李干

芒果或芒果干

芒果汁

毛桃或桃干

油桃

梨或梨干

梨汁

西梅或西梅干

西梅汁

樱桃或樱桃干

樱桃汁

浓缩果汁

西瓜

枣

黑莓

博伊森莓

大蒜

大蒜汁或大蒜提取物

大蒜粉或脱水大蒜片

洋葱

洋葱汁或洋葱提取物

洋葱粉或脱水洋葱碎

红葱头

洋蓟

芦笋

花椰菜

西蓝花

芹菜

甜菜

抱子甘蓝

鲜蘑菇或干蘑菇

大葱的葱白部分

小葱的葱白部分

新鲜玉米、冷冻玉米或玉米罐头

成熟的大豆

大豆碎

全豆豆乳

南豆腐

黑豆

海军豆

白凤豆

白腰豆

利马豆

斑豆

腰豆

茄汁焗豆

鹰嘴豆（沥干的罐头装鹰嘴豆除外）

市售鹰嘴豆泥

鹰嘴豆水

干豌豆瓣

青豌豆

甜豌豆

荷兰豆

小扁豆（沥干的罐头装小扁豆或煮熟的红扁豆除外）

开心果

组织化植物蛋白

素食汉堡

蛋白棒

浓缩乳清蛋白（99% 无乳糖的除外）

由浓缩乳清（99% 无乳糖的除外）、大豆或豌豆制成的蛋白粉

炼乳

淡奶

山羊奶（无乳糖的除外）

牛奶（无乳糖的除外）

农家干酪（无乳糖的除外）

普通奶粉

脱脂奶粉

开菲尔酸奶(99%无乳糖的除外)

奶昔

酸奶（无乳糖或经 24 小时发酵
的除外）

酪乳或酪乳固形物

燕麦奶

营养素功能饮料

洋甘菊茶

乌龙茶

茴香茶

卡布奇诺（用无乳糖牛奶制作
的除外）

拿铁咖啡（用无乳糖牛奶制作
的除外）

蛋酒（无乳糖的除外）

波特酒

朗姆酒

雪莉酒

含果葡糖浆的水果喷趣酒或果
汁鸡尾酒

甘油

白巧克力或牛奶巧克力

冰激凌（无乳糖的除外）

菊粉

菊苣根或菊苣根提取物

椰子水

椰奶饮料

含果葡糖浆的碳酸饮料

低聚果糖

低聚半乳糖

异麦芽糖

聚葡萄糖

结晶果糖

果糖

果糖固形物

乳糖醇

麦芽糖醇

麦芽糊精

甘露低聚糖

甘露糖醇

山梨糖醇

赤藓糖醇

木糖醇

龙舌兰花蜜或龙舌兰糖浆

含果葡糖浆的枫糖浆或煎饼糖浆

雪莲果糖浆

果葡糖浆

蜂蜜

糖蜜

杏花蜜

含果葡糖浆的糖果

糖醇类甜味剂、异麦芽糖或聚葡萄糖制作的无蔗糖止咳糖

糖醇类甜味剂、异麦芽糖或聚葡萄糖制作的无糖糖果

"调味品"（第 101 页）未列出的水果干

苋菜籽粉

角豆荚粉

调味盐

大蒜盐

芹菜盐

洋葱盐

番茄酱

市售沙拉酱

含大蒜的意大利青酱

塔希尼（中东芝麻酱）

含洋葱或大蒜的混合调味品

混合香料或食品附赠的香料包

含果葡糖浆的烤肉酱

腌料

香料（可能含洋葱或大蒜）

速食汤

加了洋葱、大蒜或芹菜的肉汤

天然风味物质（在某些情况下可能是指洋葱或大蒜）

< 关于水果的问题 >

为什么水果会列入"粗体字食物"，不能加倍食用？

除非这种水果在重新引入阶段被证实可耐受，否则即使是低发漫的水果，对肠易激综合征患者来说，最好也只是少量食用。

我一直在践行的减重饮食鼓励无限制地吃新鲜水果，这难道不是一种更健康的饮食方式吗？

你是否一直在无限制地吃水果来满足你对甜食的欲望，或者替代那些减重饮食中不能吃的食物来填饱肚子？如果是这样，过多的水果可能是你

出现肠易激综合征问题的原因之一。当然，新鲜水果是健康饮食的一部分。但对有些人来说，它们可能有点过度美好了。如果你正在执行体重管理计划，你可以继续大致遵循一直以来对你有效的饮食模式，只是要从"低发漫食物储藏柜"中选择你的食物，一定要注意食用量，并暂时放弃"无限制"这个想法。

< 关于牛奶及乳制品的问题 >

我对乳糖不耐受，所以不吃任何乳制品。另外，我还经常看到"肠易激综合征患者应该避开乳制品"的说法。你确定我可以吃清单中的乳制品吗？

针对乳糖不耐受，并非所有的乳制品都是一样的。事实上，它们之间有巨大的差异性，黄油和陈年奶酪中几乎没有乳糖，一杯牛奶中差不多有 12 g 乳糖，而一杯罐装淡炼乳中约有 30 g 乳糖。此外，现在还有各种各样的乳制品，经过乳糖酶的预处理后不含乳糖。如果没有必要，为什么要错过所有的乳制品呢？试试无乳糖和极低乳糖的乳制品吧，你可能会感到惊喜！当然，如果你对牛奶过敏或曾因摄入牛奶而出现荨麻疹、皮疹、呕吐、喉咙肿胀或呼吸困难，就不要尝试乳制品。如果你有乳糖不耐受，你可以在重新引入阶段弄清楚你能耐受多少乳糖。

你说大多数奶酪和不含乳糖的乳制品是可以食用的，但它们过去曾引发我的肠易激综合征症状。我现在可以食用它们吗？

牛奶及乳制品是一种成分复杂的食物。乳糖是牛奶中的发漫成分，但并不是牛奶中唯一能引发消化道症状的成分。有些人的肠易激综合征症状是由奶油和全脂奶酪等食物中的高含量脂肪引发的。在放弃它们之前，务必尝试一下低脂版本。不过，如果在排除阶段时，无乳糖的乳制品使你感到不适，那么牛奶给你造成问题的原因可能不是来自乳糖。你可能是对牛奶中的蛋白质或其他因素敏感，如牛奶的加工方式。陈年的奶酪，如帕玛森干酪，虽然乳糖含量低，但其他有生物活性的天然化学成分（有机胺类）含量很高，这些成分有时可能会引发偏头痛或哮喘症状。如果乳制品会导致你出现痤疮、鼻窦炎、关节炎或湿疹症状，这些问题不该归咎于乳糖。

请记住一点，如果没有经历排除阶段，你很难确定到底是哪种食物引发了你的胃肠道症状：是奶酪还是意大利面及其酱汁，是无乳糖牛奶还是富含膳食纤维的早餐麦片？

你该怎么做呢？如果你觉得自己有充分的理由避开乳制品，而且你已经在遵循无乳制品饮食了，那么我建议你设计一个无乳制品版本的低发漫饮食方案。在排除阶段，只要不选择"乳脂"（第99页）和"牛奶及乳制品"（第96页）部分的食物就可以。阅读"提供钙的低发漫食物"（第269页），确保你能获得足够的钙。另外需要注意的是，与牛奶相比，植物奶通常不能算是蛋白质的优质来源，所以要格外注意选择其他优质的蛋白质来源食物，详见 "提供蛋白质的低发漫食物"（第267页）。在重新引入阶段，如果你愿意，可以再试一试无乳糖的牛奶制品，以防是你搞错了。

如果你目前至少有一部分时间都在食用低乳糖和无乳糖的乳制品，那么在你开始低发漫饮食时可以继续食用它们。

无乳糖牛奶是什么味道的？

我们从小就习惯对味道"不正常"的牛奶保持警惕，所以有些人不愿意冒险尝试无乳糖牛奶。如果你喜欢普通牛奶，我可以向你保证无乳糖牛奶与之相比并没有太多的不同。无乳糖牛奶比普通牛奶的口感要柔和些，味道也略甜些。但加在茶或麦片中时，它们的区别并不足以引起注意。直接喝纯的无乳糖牛奶时，它的甜味会更加明显，但我的一些患者对此感觉良好。甚至比起普通牛奶，他们更喜欢无乳糖牛奶。

我患有乳糖不耐受，但我喝酸奶，因为别人都说它容易消化。这样做对吗？

我不建议在排除阶段食用市售的普通酸奶。按照传统工艺，酸奶要经过长时间的发酵，这种传统酸奶的乳糖含量可能会很低，因为在长时间的发酵中，酸奶中的细菌会消耗掉大部分的乳糖。然而，现在市售的普通酸奶大部分只进行了短暂的发酵，并经常加入果胶等增稠剂来弥补质地上的缺陷。此外，一些市售酸奶还添加了脱脂奶粉或乳清，这可能会大大增加其乳糖含量。酸奶制造商通常不提供产品中含有多少克乳糖的信息，所以为了安全起见，你应该做最坏的打算：原味酸奶的食品标签上列出的所有"碳水化合物"可能都是乳糖。参见"如何阅读食品标签"（第103页），了解更多可能含有乳糖成分的标签信息。

许多乳糖不耐受患者可以食用少量的普通酸奶，因此你可能在几周后的重新引入阶段又能吃到它，只是在排除阶段不要吃它。

用普通牛奶制作的酸奶经过24小时的发酵后，通常被认为是不含乳糖的，并且适合在排除阶段食用。你还可以在家里用酸奶机制作无乳糖酸奶，只需用无乳糖牛奶代替酸奶配方中的普通牛奶即可，其他制作步骤请遵循酸奶机的使用说明即可，或者你也可以购买市售的无乳糖酸奶。

我不是乳糖不耐受患者，我也必须食用不含乳糖的乳制品吗？

是的，我几乎要求所有患者在排除阶段都食用无乳糖制品，原因如下。

• 许多人错误地认为他们没有对乳糖不耐受，因为他们一直都在喝牛奶。他们在结束排除阶段、重新引入乳糖时，才会很惊讶地发现自己想错了。

- 即使是那些意识到自己患有乳糖不耐受的人，对乳糖也有很多误解。例如，许多人错误地认为在低乳糖饮食中普通酸奶是可以喝的，或者认为他们上午喝的拿铁咖啡与下午的腹胀无关。

- 最近的研究表明，有关乳糖吸收不良的呼气试验结果并不能很好地推断哪些人将出现不耐受的症状。即使你的呼气试验结果为阴性，你仍然可能因为食用乳糖而出现症状。

- 那些平时对乳糖耐受良好的成年人，能够耐受的乳糖量也是有上限的。因为发漫成分对人体的影响是可以叠加的，过量摄入乳糖就可能会使你达到对发漫成分耐受的顶峰，并与其他发漫成分一起导致症状。

- 由于乳糖不耐受的症状可能在摄入乳糖数小时后出现，甚至到第二天才出现，因此如果不经历排除阶段，你可能很难发现乳糖这个因素。

排除阶段不会永远持续下去，如果你确实没有对乳糖不耐受，你就可以在短短几周后恢复食用普通乳制品。短时间内食用无乳糖制品并没有任何风险，而潜在的好处却是巨大的。

为什么羊奶不在低发漫食物清单上？我听说它更适合有胃肠道问题的人。

羊奶的乳糖含量确实比牛奶的略少，但对大多数人来说这点差异不足以产生什么不同影响，所以羊奶同样不适合用于排除阶段。牛奶和羊奶中的蛋白质是有差别的，因此一些对牛奶过敏的人可能可以饮用羊奶，但这其实是另外一个问题了。

< 关于饮品的问题 >

像洋甘菊茶这样的饮品中为什么会有膳食纤维？

在液体中发现膳食纤维确实令人惊讶，但有些类型的膳食纤维，其中

115

包括属于发漫成分的膳食纤维，会溶解于水。换句话说，它们是水溶性的。来自洋葱和大蒜的膳食纤维存在于大多数市售的汤汁中，而来自某些茶的膳食纤维则存在于茶水中。你看不到它，但它就在那里，就像糖无形地溶解在甜饮料中一样。

大豆分离蛋白豆乳和全豆豆乳有什么区别？

全豆豆乳的制作过程通常是把整粒的全豆和水一起研磨，然后再过滤掉固体部分。由于发漫成分是水溶性的，它们存在于混合物的含水部分，无法被过滤掉，所以全豆豆乳的发漫成分含量很高。而大豆分离蛋白豆乳是用从大豆中分离出来的大豆蛋白制成的，这种豆乳的发漫成分含量就会比较低。想了解更多信息，请参见"复杂食物解析"（第 257 页）。

患有肠易激综合征的我一直被告知不能饮酒。为什么本书中的低发漫饮食方案允许饮酒？有什么方法可以帮助预防症状发作吗？

我们都知道，酒精饮料不是营养方面的关注重点，但它可能是许多人社交生活的一部分，这也很重要。酒精饮料往往富含具有生物活性的"食品化学物质"。酒精本身也可以直接刺激消化道，有些人饮用酒精饮料后可能会出现与发漫成分无关的不良反应。例如，患有乳糜泻或非乳糜泻麸质敏感的人不能喝用大麦芽制成的啤酒，有些人可能对未经过滤的精酿啤酒中的酵母或高含量的胺有不良反应，葡萄酒中天然存在或人工添加的亚硫酸盐会给一些人带来问题。另外，在酒精影响下的饮食过量也会引发一系列症状，尤其是当你摄入太多的高发漫食物后。然而，我不认为每个肠易激综合征患者都必须避免饮酒。你可能可以适量地享受一些成人饮品，列举如下。

- 啤酒、餐酒和起泡酒的发漫成分含量较低。苹果酒的发漫成分含量不明。

- 杜松子酒、威士忌和伏特加的发漫成分含量较低，朗姆酒则不然。

- 酒吧里最有可能的发漫成分来源是调酒液。最好只喝加了苏打水和少量新鲜青柠汁、柠檬汁或橙汁的饮品。酒吧里的蔓越莓汁鸡尾酒可能含有果葡糖浆，汤力水、可乐和姜汁酒也是如此。试试薄荷朱丽普鸡尾酒（原料为薄荷、糖、威士忌），橙花鸡尾酒（原料为杜松子酒、橙汁），汤姆柯林斯鸡尾酒（原料为杜松子酒、糖、柠檬汁、苏打水），或威士忌酸酒（原料为威士忌、柠檬汁、糖）。

- 把"每顿正餐或加餐只喝一杯"作为一个原则，如果是参加一个时间很长的聚会，也许可以喝两杯。只要谨慎行事，你就可以避免糖和酒精的过多摄入，以及常会伴随饮酒而来的饮食过量。

我可以喝什么来补充因腹泻或出汗过多而流失的体液？

不要像我的许多患者曾经做过的那样，去喝普通牛奶、加了果葡糖浆的软饮料或 100% 纯果汁。这些饮品会使情况变得更糟，因为它们的发漫成分含量很高。如果你真的脱水了，请联系医护人员，以获得医学建议和补充电解质的具体产品的建议。如果你只是在寻找一些日常饮用的液体来帮助身体保持水分充足，可以尝试以下几种。

- 水，可以是白开水，也可以是加入新鲜草莓、菠萝、猕猴桃、黄瓜、莳萝以及任何其他低发漫水果或蔬菜的水。

- 热或冷的薄荷茶、姜茶或绿茶。

- 加少量糖的柠檬水或青柠水。

- 橙子、柚子、蔓越莓或葡萄汁汽水（在一杯苏打水中加入一些果汁）。

- 无乳糖牛奶。

- 低发漫鸡汤（第 192 页）或低发漫牛骨汤（第 191 页）。

- 加很多冰块的低发漫思慕雪。

如果你体重较轻或很容易吃饱，那么请确保你摄入的液体是营养丰富的（例如思慕雪），或者把水和其他营养密度较低的饮品留到饭后饮用。

< 关于甜食的问题 >

果葡糖浆、普通糖（蔗糖）和普通的玉米糖浆有什么区别？

果糖和葡萄糖是两种不同的单糖（单个糖单元），它们以不同的比例出现在常见的甜味剂中。果葡糖浆和普通糖都含有果糖和葡萄糖。当一种甜味剂有一半以上是果糖时，肠易激综合征患者会对它更加难以耐受。有些果葡糖浆含有 50% 以上的果糖，但我们无法通过食品标签来判断一个产品使用了哪种版本的果葡糖浆，所以在排除阶段要避免所有含果葡糖浆的产品。普通糖正好含 50% 的果糖，而且在少量食用时往往能被很好地耐受。普通的玉米糖浆几乎 100% 都是葡萄糖，所以在排除阶段是被允许食用的。

为什么我不能食用龙舌兰糖浆，它不是糖的健康替代品吗？

尽管有"健康光环"，但龙舌兰糖浆比果葡糖浆含有更多的果糖。在龙舌兰糖浆中，果糖含量高达 90%，这个比例显然说明了它含有大量的发漫成分。

为什么本书中的低发漫饮食方案不允许食用蜂蜜？我在其他讲低发漫饮食的地方读到过，蜂蜜是可以吃的。

凡是其中的果糖含量多于葡萄糖含量的甜味剂，都不适用于低发漫饮食的排除阶段。不同蜂蜜中的果糖含量差异很大，这取决于蜜蜂在采集花蜜时所选花朵的类型，甚至在不同的季节，蜂蜜的果糖含量也会有所变化。实际上我们很难知道一罐蜂蜜中到底含有多少果糖。已发表的关于蜂蜜营养成分的报告均显示，在所有种类的蜂蜜中，果糖含量都高于葡萄糖含量。一些医生允许遵循低发漫饮食法（或阻止小肠细菌过度生长的饮食法）的患者食用蜂蜜，或许他们认为蜂蜜对健康的益处值得让它成为特例。在蜂蜜的问题上，我不得不与他们持不同意见。

为什么黑巧克力是唯一被允许在排除阶段食用的巧克力？我更喜欢牛奶巧克力。

牛奶巧克力肯定是不被允许的，它的名字就说明了一切，因为它含有乳糖，有些商家甚至会额外添加乳糖来增加巧克力的甜度。白巧克力也不适合在排除阶段食用，因为它也含有牛奶。那些不喜欢吃很苦的黑巧克力的人可以试试半甜巧克力。有几个知名的巧克力制造商都生产含 54% 或 55% 可可的巧克力，这些产品都是适合排除阶段的。你也可以选择半甜的烘焙用巧克力、巧克力币或巧克力豆。

< 关于低发漫原料的问题 >

为什么树胶和淀粉可以用于低发漫饮食？

虽然树胶和淀粉确实是碳水化合物，但它们并不符合发漫成分的定义。人体可以很好地消化、吸收大多数的淀粉。即使那些不易消化的淀粉和树胶也不会像发漫成分那样被迅速发酵，由于它们的分子更大、结构更复杂，肠道菌群必须经过较长的时间才能将它们分解。另外，这样的大分子物质也不会像小分子的发漫颗粒那样会强有力地将液体吸引到肠道。

119

人工甜味剂不是对人体有害吗？为什么它们适用于本书中的饮食方案？

虽然一些非营养性甜味剂（如糖精、三氯蔗糖）确实困扰着一些肠易激综合征患者，但这并不是因为它们含有发漫成分。请与你的医生或注册营养师讨论这些非营养性甜味剂的使用，你如果愿意的话也可以直接避开它们。

步骤 5：监测症状，并将其与基线症状进行比较

"我的症状消失了吗？是的，它们确实消失了！这是一个巨大的改变，就像从黑夜到白天一样，我重新回到了幸福健康的状态中，我太久没有处于这种状态中，以至于我都快忘记它的存在了。"——卡琳·克拉克

你的每周监测

在步骤 4 的执行过程中，请在每周结束时都检查相应的结果。回看你的基线症状记录，并添加一些有关你的感觉的内容。症状的存在或消失对你的生活是否有影响？如果有，将你现在对症状的感觉与你的基线症状记录进行比较。

如果你总爱担心消化系统的内部运作情况，我希望你能从整体着眼，不要太关注数字。好好地控制你的肠易激综合征症状，充分地参与你的工作、学习和社会活动才是关键，不必太关注每天的排便次数、排气次数或大便形态、频率的一些变化。请记住：即使是消化功能很好的人，每天也大概会产

生 500~2000 mL 的气体，而健康的人每天排气可以多达 14 次。事实上，完全抑制发酵和产气并不是好事。在进食后感受到的腹部轻微扩张是正常的，只要不是过度扩张或给你带来痛苦就没问题。而且根据所吃食物的不同，大便在形态和频率上有变化也是正常的，只要它们仍然容易排出且基本成形，就没有问题。

在度过排除阶段的第 1 周后，你是否从该饮食中受益？这完全取决于你自己的感受。只有你才能判断排除饮食中的发漫成分能否明显改善你的症状。在你思考如何安排下一周的饮食时，请考虑以下情况。

- 你的症状是否已经完全或几乎完全解决？是否只有在不严格遵循该饮食时你才会出现症状？如果是这样，再继续保持 1 周的排除阶段并微调你的低发漫饮食习惯，以确保你症状的改善不是出自偶然。之后，你可以进入步骤 6，它将指导你有序地完成重新引入的过程，并将最大程度利用你收集到的信息。

- 症状的严重程度和发作频率是否有明显下降，但仍有一些改善的空间？如果是，那么你就是走在正确的轨道上。一些患者会在最多长达 4 周的排除阶段中，症状得到持续、缓慢的改善。写下你几天来吃喝的所有东西，并将你选择的食物及其分量与"低发漫食物储藏柜"（第 87 页）、"低发漫原料清单"（第 105 页）、"高发漫原料清单"（第 107 页）进行比较。对你所选的食物及其分量进行微调，再将排除阶段继续保持 1 周，然后进行复查（只要有改善的趋势就可以继续，最多进行 4 周）。当你觉得你已经从低发漫饮食中获得了足够多的好处，就可以进入步骤 6。有时候，低发漫饮食的全部好处只有在重新引入发漫成分时才会显现出来。

- 如果你严格地遵循排除阶段的饮食规则，但 2 周后症状仍然没有好
  转，那么请别人帮忙检查一下你选择的食物，并将它们与"低发漫
  食物储藏柜"（第 87 页）、"低发漫原料清单"（第 105 页）、"高
  发漫原料清单"（第 107 页）进行比较。也许别人能找到你无意中
  添加的发漫成分来源，或者发现食物分量过大的问题。问问自己，
  你是否因为任何原因而破例了。别担心，这并不丢人，我们都经历
  过无法控制自己饮食的情况。不过很遗憾，过多的例外情况会扰乱
  你的计划。另外，你也许意识到，还有其他因素也会阻碍症状的改
  善，例如这个星期你压力特别大或是得了病毒性疾病。在打算停止
  这个饮食计划之前，请再继续 1 周（最多 4 周）。如果低发漫饮食
  对你仍然没有帮助，那么之后就不要再继续了，除非是医生让你继
  续。到了这个时候，你不会再从中收获什么，你应该回到更多样化
  的饮食中去。有些患者太过于依赖安全性，以至于在低发漫饮食上
  持续了太久，请不要这样做。在明显没有任何益处的情况下，放
  弃有价值的高发漫食物是营养上的损失。如果你愿意，可以马上
  把饮食恢复成之前的情况。或者你也可以按照步骤 6（第 130 页）
  重新引入发漫成分，也许在这个过程中可以收集到额外的新信息。
  请参阅"发漫成分以外"（第 271 页），了解可与医生讨论的其
  他治疗方式。

应对排除阶段的便秘困扰

一些在该饮食方案中表现良好的患者，在这一阶段会经受便秘困扰。

例如，一些便秘型肠易激综合征患者发现他们的排便情况并没有像腹痛、排气过多和腹胀症状那样有明显的改善；一些腹泻型肠易激综合征患者多年来第一次排出成形的大便，但他们感觉很不舒服。因此，让我们回顾一下一些基本的预防便秘的措施，以及在排除阶段的第 2 周你能做的调整。

即使便秘对你来说不是什么新鲜事，或者以下建议在过去对你没有帮助，也请你再试一试。你现在吃的食物已经不同了，它们的发漫成分含量很低，所以你可能发现以下建议现在对你有效了。

- 增加你的液体摄入量，特别是在炎热天气时或运动期间。如果你已经减少了高发漫属性的花草茶、果汁或普通软饮料的摄入，并且没有增加饮水来代替这些液体，就要特别注意了。你的身体虽然减少了发漫成分的摄入，但还是需要一些液体。

- 如果你一天中大部分的时间都久坐不动，那么你需要增加运动量。即使只是饭后慢步走也可能会有帮助。在大幅增加运动量或提高运动强度之前，请向医生咨询。

- 吃每顿正餐和加餐时，都摄入一些来自低发漫食物的膳食纤维，可以选择全谷物、坚果、种子、豆类、水果和蔬菜。参见"提供膳食纤维的低发漫食物"（第 265 页）以获得更多灵感。

- 确保你按计划吃分量适中的正餐和加餐，两餐之间间隔 3~5 小时。如果你一整天都饿着肚子，然后在晚上大吃一顿，那么期望你的身体能像钟表一样规律运转显然是不现实的。或者相反，如果是一整天都在吃东西，这可能也会导致胃肠道的正常功能出现问题。

- 检查你服用的药物和营养补充剂是否对胃肠道有潜在的副作用。一些药物（如阿片样物质）可能导致便秘，请与医生讨论替代方案。钙补充剂和铁补充剂有时也与便秘有关，除非医生或营养师建议你吃，否则请先暂停服用这些营养补充剂。

- 检查你上厕所的姿势。在一些地方，蹲便才是排便的常规姿势，这种膝盖高于臀部的排便姿势，可能有助于打开肠道。在坐便时，尝试将木块或小凳子垫在脚下来模仿这种姿势。

- 当你感受到便意时，一定要回应它。即使你当时很忙或者正在工作，也不要让自己忽视排便的信号。期望你的身体在离家之前就遵照需求完成排便是不现实的。如果你需要排气，也不要憋着。如果你需要找个借口来保护隐私，那你可以快步走到附近的街区，或者去停车场的车里拿一些你"忘记"的东西。

- 在终于排便后，你可以引入膳食纤维补充剂，如洋车前子壳粉、部分水解瓜尔豆胶、阿拉伯胶。请选择不含甜味剂或只用甜菊糖增甜的产品。请先从产品建议用量的 $\frac{1}{4}$ 开始服用，在 8~10 天内根据自己的耐受度逐渐增加用量，直到你能每天服用 1~2 份补充剂为止。膳食纤维补充剂必须彻底溶解于水，你可以将它加入至少一量杯（240 mL）的水中搅拌均匀。思慕雪是膳食纤维补充剂的绝佳载体，如果你不喜欢膳食纤维补充剂的口感，思慕雪可以很好地掩盖它。在持续增加膳食纤维补充剂用量的过程中，如果在某一刻你认为用量太大了，那么就回到你觉得对你最有帮助的用量。一旦确定了适合自己的用量，就要每天服用，这样做的目的是预防便秘而不是治疗便秘。如果你不确定膳食纤维补充剂是否适合你自身的情况，请咨询你的医生或营养师。

- 如果医生给你开了渗透性泻药（如聚乙二醇），并让你按需使用，那么请再与医生讨论一下服用的剂量和频率。我发现我的许多患者会因过度治疗便秘而导致腹泻乃至排空肠道。由于肠道空了，它可能需要一段时间才能再次产生大便。这会让患者以为自己便秘，就会服用更多的泻药，由此形成一个恶性循环。如果确实需要泻药，为了防止便秘而采用的小剂量服用方式，有时能更有效地促进排便的规律性。刺激性泻药（如番泻叶）不应每天服用，除非是医生建议的。

应对排除阶段意外出现的体重减轻

意外出现的体重减轻，可能需要你对计划进行一些调整。如你所知，低发漫饮食的目的是减轻肠易激综合征症状，而不是减轻体重，大多数人可以在实施低发漫饮食方案的过程中保持稳定的体重。然而，如果有些患者最常吃的食物不适合在排除阶段食用，他们在一开始可能会出现体重减轻的情况。这种体重减轻的情况对一些患者来说是没问题的，但对另一些患者来说可能就不合适了，尤其是那些本来就体重过轻的患者。如果你的目标是保持稳定的体重（甚至增重），但你的体重却在下降，那么在你继续执行该方案之前，请向最熟悉你情况的医生咨询。如果你需要增重，请参阅"给增重者的餐单建议"（第 68 页），了解相关的饮食建议。如果你超重，并且希望减掉一些体重，那么被广泛认可的安全有效的减重速度是每周减 1 kg 左右。

< 排除阶段结束时的一个问题 >

在尝试几周后，我发现这种饮食对我根本不起作用。我可以从这次经历中学到什么？

对有些患者来说，其肠易激综合征症状根本不是由发漫成分引发的。即便如此，这些信息也可以作为很有价值的反馈提供给你的医生或营养师，它可能会为你开启新的治疗方向。请参阅"发漫成分以外"（第 271 页），了解更多可以与医生讨论的有关肠易激综合征的治疗理念。

重新引入阶段简述

啊，甜蜜的解脱！如果你之前一直饱受腹痛、腹胀、产气过多、腹泻或便秘的困扰，那么现在你终于可以领略肠道功能良好的美妙了。患者们经常与我分享他们多年来第一次大便成形的消息，或者他们以前从不知道的正常排便的感觉。享受你的日常活动而不被肠易激综合征症状所干扰是一件美好的事情，所以你可能并不急于将发漫成分重新引入到饮食中，这是可以理解的。

然而，一些发漫成分含量高的食物是人体所需的重要营养物质的来源，特别是那些富含膳食纤维的食物，它们是你肠道中的有益菌偏爱的食物。如果你一直采用低发漫饮食法，尤其是如果你还有其他的饮食限制，那么你需要付出更多的努力才能保证自己吃到的是营养均衡的饮食。如果你想在保证自身症状得到改善的情况下吃更有营养的饮食，那么重新引入发漫食物并同时监测自己的症状是最好的方法。你觉得准备好了就可以马上开始重新引入发漫食物。

到目前为止，大多数读者采取的都是相同的做法，那就是排除所有高发漫食物，除非他们的医生有特殊指示。进入重新引入阶段，情况会变得有点复杂。在步骤 6 中，我为你介绍了重新引入阶段的 3 种计划。你应该根据自身症状的严重程度和你之前的饮食方式，选择最适合自己性格喜好的计划。A 计划用的是最积极、最彻底的方法，C 计划用的是最温和的方法，而 B 计划则介于两者之间。对于不同的发漫成分，你可以根据需要采用不同的计划。对某些发漫成分你可以选择更谨慎、更温和的重新引入方法，对另外一些发漫成分则选择更强硬、更彻底的方法。

确保重新引入阶段成功的策略

以下策略有助于你在重新引入阶段获得更多信息。这些策略均适用于 A、B、C 计划，我将在后面为你介绍这 3 种计划的具体内容。

- 在重新引入阶段，你要尽可能地遵守规则。如果你开始随意地在饮食中添加东西，一个月后，你就会像采用低发漫饮食法之前一样为各种症状烦恼不已。
- 单独考量一个变量。如果你吃的是低发漫饮食，而唯一纳入饮食中的新东西是 "本周的发漫成分"，那么观察它是否会触发症状就相对容易。例如，当你重新引入山梨糖醇时，要选择不含其他发漫成分或潜在问题成分的简单食物，大份的炒青椒或新鲜牛油果就是不错的选择。但是，如果你在重新引入青椒时，选择的食物是以青椒为原料的比萨，那么你就无法确定引发你症状的是面团中的低聚糖或麸质，是酱汁中来自洋葱和大蒜的低聚糖，是奶酪中的乳糖，还是青椒中的山梨糖醇。

- 确定要监测的症状。请记住，产生并排出一些气体是完全正常且健康的，食用高发漫食物后排气较多也是没问题的。根据你所吃食物的不同，你的大便形态或排便频率出现细微的变化也没有什么不妥。你要关注的是你在基线症状调查（第53页）中所记录的严重的、令你痛苦的并且影响你日常活动的症状。

- 在适当的时机重新引入发漫成分。请记住，肠易激综合征的症状通常出现在你重新引入某种发漫成分后的当天晚上或第二天早上。从本质上讲，你是在通过试探症状是否出现来换取该发漫成分会如何影响你的信息。

- 适量引入发漫成分。按照重新引入时间表中提供的信息来规划重新引入的高发漫食物的分量。请选择对你有意义的食用分量。如果你平时吃得比较多，你的计划应该对应你平时的食用分量。同样地，如果你吃得不多，你的计划也应该对应你平时的食用分量。如果你不确定在重新引入发漫食物时应该食用多少分量，请参考"发漫成分含量排名前40的食物"（第32页）中标准分量的示例。

- 如果你开始感到不适，可以放慢脚步，但是不要轻易放弃。请继续重复A计划，再次引入该发漫成分，说不定上次你只是运气不好，也许这次你可以尝试一种不同的食物。如果A计划再次失败了，那么下次可以尝试B计划。如果B计划也失败了，下次可以尝试C计划。你还可以尝试不同品种的水果、蔬菜以及不同的烹饪方法。要坚持不懈，不断尝试放宽你的饮食限制。

- 利用这段时间厘清你的麸质与低聚糖不耐受问题。这个问题经常出现。为了给你提供帮助，我将含有低聚糖的食物分为两组：无麸质的和含麸质的，你可以分别重新引入它们。

- 除 C 计划外，重新引入发漫成分的顺序并不那么重要。不过我通常建议从重新引入低聚糖组（无麸质）开始，因为这一组富含人体所需的重要营养物质，在重新引入发漫成分时可以优先选择这一组。

- 为重新引入阶段留出大约 6 周的时间。在此之后，你引入新食物的试验可以以一种更不拘小节的方式继续。

重新引入发漫成分后出现症状的时间

我的患者经常问我："我什么时候可以感受到吃了发漫食物后的症状？"一般来说，在几小时到一天之内。关于"食物残渣在肠道中停留多长时间才会排出"这一点，人与人之间有巨大的差异。这使得我们很难精确推断症状可能发生的时间。由于停留在肠道中的发漫成分可能会在几小时后，甚至是第二天才引发症状，所以切记不要轻易下结论。除了要回顾刚刚进食的正餐或加餐之外，还要进一步回顾之前的饮食以确切了解你对某种食物到底有没有症状反应。

最近有新信息表明，并不是所有发漫成分的作用时间都一样，以及患有小肠细菌过度生长的肠易激综合征患者可能比未患小肠细菌过度生长的患者更早出现症状，这些因素都让情况变得更复杂。症状的出现时间有其不确定性和延迟性，而采用本方案的主要好处之一就是它可以厘清因果关系，最终扫清障碍。在重新引入阶段，你将一次只改变饮食中的一种食物，并在接下来的几天内观察你自己的症状。比起饮食中的发漫成分含量每天都不停变化的情况，在改变单一变量的情况下去识别引发肠易激综合征症状的诱因要容易得多。

步骤 6：重新引入发漫成分，并监测症状

和我的每一位患者一样，你在性格、学习方式、症状严重程度、焦虑程度、日常饮食和食物偏好方面也都是独一无二的。这意味着你可以根据自己的需求来量身定制重新引入阶段。多年来，我为重新引入发漫成分制定了 3 个完整计划，以应对 3 种最常见的情况，你可以在第 131 页的图表中看到它们。由于低发漫饮食的这个阶段还没有得到充分研究，所以这些计划是我基于常识和临床经验制订的。

A 计划和 B 计划侧重于一次重新引入一种发漫成分，本节的大部分内容提供了遵循 A 计划和 B 计划所需的工具。另外，在 A 计划和 B 计划都不合适的时候，可以采用 C 计划，一次重新引入一种食物。后面也提供了采用 C 计划所需的工具。

仔细阅读第 131 页的 "重新引入发漫成分的 3 种计划"。在"我的具体情况"一栏中，圈出最符合你情况的描述。通常情况下，你的选择结果会呈现出一种趋势，可以帮助你决定哪种计划适合你。针对不同的发漫成分选择不同的计划也是可以的。例如，如果你已经确定你对乳糖不耐受，那么可以在引入乳糖时选择 B 计划甚至 C 计划，但在引入其他发漫成分时则可以使用 A 计划。如果你很难决定如何进行，请咨询营养师。

重新引入发漫成分的 3 种计划

计划	计划的关注点	风格	我的具体情况
A 计划	发漫成分，而不是食物。比如，重新引入低聚糖或乳糖	挑战型	总体而言，我很健康、性格坚韧。
			我的肠易激综合征症状为轻度到中度。
			当症状发生时，我很容易从症状中恢复过来。
			我愿意用一次症状的发生来换取一些有用的信息。
			在这个计划开始之前，我怀疑过是乳糖或豆类给我带来了麻烦，但我没有意识到是我的饮食中的发漫成分引发了肠易激综合征症状。
			在排除阶段开始之前，我摄入了很多发漫成分。
			我迫不及待地想恢复以前的饮食方式。
B 计划	发漫成分（同上）	谨慎型	除了肠易激综合征之外，我还患有小肠细菌过度生长、炎性肠病或其他消化道疾病。
			我的肠易激综合征症状很严重或持续了很长时间。
			多年来，我不得不限制许多食物以避免肠易激综合征的症状出现，现在我了解到这些食物有一个共同点——含有发漫成分。
			我对重新引入发漫成分可能会引发肠易激综合征症状感到焦虑。
			我用来引入某种特定发漫成分的 A 计划失败了。
C 计划	特定的高优先级食物，比如，测试对洋葱、黑豆或苹果的耐受程度	非常谨慎型	我有多种食物限制（自己认为的或医生诊断的）。
			我怀疑或被告知自己对某些非高发漫食物存在敏感或过敏问题。
			我不愿意放宽我的饮食限制，我已经变得害怕食物。
			我确定我对乳糖不耐受。
			我用来引入某种特定发漫成分的 A 计划和 B 计划都失败了。

A 计划：一次引入一种发漫成分（挑战型）

如果你是健康并且性格坚韧的人，有轻度到中度的肠易激综合征症状，并且希望从重新引入阶段获得明确、即时的反馈，那么 A 计划可能适合你，即使这会引发一些肠易激综合征症状。就在几周前，你可能还在摄入大量的发漫成分。以下是实行 A 计划的策略。

- 以每次添加一种发漫成分的方式，逐步恢复到以前那种大量摄入发漫成分的状态。除了饮食中新添加的发漫成分以外，你要继续保持低发漫的饮食方式。这样做的目的是精准识别新添加的发漫成分是否会引发肠易激综合征症状，以便你能从中了解信息。

- 从"这些食物含有发漫成分"（第 152 页）的清单中选择要重新引入的食物。在每张清单中，排序越靠前的食物发漫成分含量越高，而排序越靠后的食物发漫成分含量越低。因此，排在清单顶部附近的食物对 A 计划更有用。

- 实行 A 计划期间引入的新食物应该只含有一种发漫成分，以免你对引发症状的诱因产生混淆。暂时不要选择标有特殊符号（◇◆▣▢）的食物，这些符号表明该食物还含有其他发漫成分。

- 使用 A 计划的发漫成分重新引入记录表（第 135 页），记录你在重新引入阶段打算摄入的发漫食物。

- 选择第 1 周要尝试的发漫成分。为了避免任何意外，在第 1 天你应该只摄入一小部分含有这种发漫成分的食物。在第 2 天，按照你平时摄入的正常分量来摄入含有这种发漫成分的各种食物。例如，在乳糖挑战的第 2 天，你可以像往常一样喝 2 杯普通的脱脂牛奶，一盒 170 g 的普通酸奶，以及一份冻酸奶（也可以用你自己常食用的其他食物或饮料代替）。如果你以前不怎么喝牛奶，那么就不要用牛奶来挑战，而是用你原本常吃的乳糖含量高的食物来挑战。接下来在这一周剩下的时间里，进入休息状态，只吃"低发漫食物储藏柜"（第 87 页）中的食物，同时观察自己的症状并让身体恢复正常。

- 如果你愿意的话，也可以不做定制计划，直接按照第 136~141 页提供的示例进行挑战。

- 除了本周要挑战的发漫成分之外，只吃你在过去几周的排除阶段一直在吃的低发漫食物。

- 如果挑战让你变得很痛苦，你可以停下来。

- 如果在重新引入某种发漫成分期间或之后出现了肠易激综合征症状，请将其记录在发漫成分重新引入记录表上（第 135 页）。

- 在一周结束时，你要对本周引入的发漫成分做出结论。你是否只能少量耐受它？你是否除了有一点胀气没有其他问题？你是否完全没有症状？你是否症状很严重？在 A 计划的发漫成分重新引入记录表的结论选框中选出与你的经历最接近的选项，以此记录你对该发漫成分的反应。

- 如果你尝试的第一种食物导致了肠易激综合征症状，不要马上就放弃所有含这种发漫成分的食物。为确保你的症状不是由第一种食物中的非发漫成分引发的，建议你改天再尝试另外一种含有该发漫成分的食物。

- 继续进行下一周的发漫成分挑战，同样，除此之外只吃排除阶段可以吃的食物。这意味着即使你对上周的发漫食物反应良好，也不要继续食用它们。这是因为发漫成分对你的影响是累积性的，如果你对发漫成分的耐受量是一个水桶的容量大小，那么当一种发漫成分已经占据了半个桶时，你对下一组发漫成分的耐受能力也将受到影响。为了获得高质量的准确信息，这种耐心等待是值得的。在每周的第 3~7 天，你的身体将会回到"空桶"的状态。

- 如果你对其中某个发漫成分的挑战失败了，也不要永远放弃食用该发漫成分。选择另一个时间试试 B 计划。
- 失败的定义虽然是主观的，但一般来说，计划失败意味着当你重新引入某种发漫成分时，这种发漫成分导致你出现了严重的症状，这将使你无法以正常的分量食用含有该发漫成分的食物。

A 计划的发漫成分重新引入记录表

本周引入的发漫成分：＿＿＿＿＿＿＿

除了食用低发漫食物外，本周我还将食用含有该发漫成分的新食物。新食物是从"这些食物含有发漫成分"（第 152 页）中含有相应发漫成分的食物清单中选择的。（在下表的中间栏填入新食物的摄入量，在最右栏记录你出现的所有症状）

第 1 天	选择 $1/2$ 份某种食物		症状：
第 2 天	按照平时的食用量，从相应的清单中选择多份一种或几种食物		症状：
第 3~7 天	停止吃新食物	只吃低发漫食物	症状：

针对该发漫成分，我得出的结论：

☐ 没有症状

☐ 少量摄入没有症状；大量摄入会引发轻度症状

☐ 少量摄入没有症状；大量摄入会引发严重症状

☐ 即使是第 1 天的少量摄入，也会引发严重症状

A 计划示例：低聚糖（无麸质）挑战

本周引入的发漫成分：低聚糖（无麸质）

除了食用低发漫食物外，本周我还将食用含有该发漫成分的新食物。新食物是从"这些食物含有发漫成分"（第 152 页）中含有相应发漫成分的食物清单中选择的。（在下表的中间栏填入新食物的摄入量，在最右栏记录你出现的所有症状）

第 1 天	选择 $1/2$ 份某种食物	$1/4$ 杯炒洋葱	症状：
第 2 天	按照平时的食用量，从相应的清单中选择多份一种或几种食物	可以包含以下所有食物：1 杯燕麦，$1/4$ 杯葡萄干，$1/2$ 杯腰果，$1/2$ 杯洋葱，2 小勺大蒜，$1/2$ 杯黑豆	症状：
第 3~7 天	停止吃新食物	只吃低发漫食物	症状：

针对该发漫成分，我得出的结论：

☐ 没有症状

☐ 少量摄入没有症状；大量摄入会引发轻度症状

☐ 少量摄入没有症状；大量摄入会引发严重症状

☐ 即使是第 1 天的少量摄入，也会引发严重症状

A 计划示例：乳糖挑战

本周引入的发漫成分：<u>乳糖</u>

除了食用低发漫食物外，本周我还将食用含有该发漫成分的新食物。新食物是从"这些食物含有发漫成分"（第 152 页）中含有相应发漫成分的食物清单中选择的。（在下表的中间栏填入新食物的摄入量，在最右栏记录你出现的所有症状）

第 1 天	选择 $\frac{1}{2}$ 份某种食物	$\frac{1}{2}$ 杯原味酸奶或 $\frac{1}{2}$ 杯普通牛奶	症状：
第 2 天	按照平时的食用量，从相应的清单中选择多份一种或几种食物	可以包含以下所有食物：1 杯牛奶或大杯拿铁咖啡，$\frac{3}{4}$ 杯原味低脂酸奶，$1\frac{1}{2}$ 杯冰激凌或冻酸奶	症状：
第 3~7 天	停止吃新食物	只吃低发漫食物	症状：

针对该发漫成分，我得出的结论：

☐ 没有症状

☐ 少量摄入没有症状；大量摄入会引发轻度症状

☐ 少量摄入没有症状；大量摄入会引发严重症状

☐ 即使是第 1 天的少量摄入，也会引发严重症状

A 计划示例：山梨糖醇挑战

本周引入的发漫成分：<u>山梨糖醇</u>

除了食用低发漫食物外，本周我还将食用含有该发漫成分的新食物。新食物是从"这些食物含有发漫成分"（第 152 页）中含有相应发漫成分的食物清单中选择的。（在下表的中间栏填入新食物的摄入量，在最右栏记录你出现的所有症状）

第 1 天	选择 $^1/_2$ 份某种食物	$^1/_4$ 个中等大小的牛油果	症状：
第 2 天	按照平时的食用量，从相应的清单中选择多份一种或几种食物	可以包含以下所有食物：$^1/_2$ 个中等大小的牛油果，$^1/_2$ 杯黑莓，1 个炒青椒	症状：
第 3~7 天	停止吃新食物	只吃低发漫食物	症状：

针对该发漫成分，我得出的结论：

☐ 没有症状

☐ 少量摄入没有症状；大量摄入会引发轻度症状

☐ 少量摄入没有症状；大量摄入会引发严重症状

☐ 即使是第 1 天的少量摄入，也会引发严重症状

A 计划示例：甘露糖醇挑战

本周引入的发漫成分：<u>甘露糖醇</u>

除了食用低发漫食物外，本周我还将食用含有该发漫成分的新食物。新食物是从"这些食物含有发漫成分"（第 152 页）中含有相应发漫成分的食物清单中选择的。（在下表的中间栏填入新食物的摄入量，在最右栏记录你出现的所有症状）

第 1 天	选择 $^1/_2$ 份某种食物	$^1/_4$ 杯芹菜或 $^1/_4$ 杯花椰菜	症状：
第 2 天	按照平时的食用量，从相应的清单中选择多份一种或几种食物	可以包含以下所有食物：1 个红薯，1 杯花椰菜，2 根芹菜，1 杯蘑菇	症状：
第 3~7 天	停止吃新食物	只吃低发漫食物	症状：

针对该发漫成分，我得出的结论：

☐ 没有症状

☐ 少量摄入没有症状；大量摄入会引发轻度症状

☐ 少量摄入没有症状；大量摄入会引发严重症状

☐ 即使是第 1 天的少量摄入，也会引发严重症状

A 计划示例：果糖挑战

本周引入的发漫成分：果糖

除了食用低发漫食物外，本周我还将食用含有该发漫成分的新食物。新食物是从"这些食物含有发漫成分"（第 152 页）中含有相应发漫成分的食物清单中选择的。（在下表的中间栏填入新食物的摄入量，在最右栏记录你出现的所有症状）

第 1 天	选择 ¹/₂ 份某种食物	1¹/₂ 小勺蜂蜜或 2 大勺芒果	症状：
第 2 天	按照平时的食用量，从相应的清单中选择多份一种或几种食物	1 大勺蜂蜜，1 杯芒果，1 杯草莓或葡萄，1 杯甜豌豆	症状：
第 3~7 天	停止吃新食物	只吃低发漫食物	症状：

针对该发漫成分，我得出的结论：

☐ 没有症状

☐ 少量摄入没有症状；大量摄入会引发轻度症状

☐ 少量摄入没有症状；大量摄入会引发严重症状

☐ 即使是第 1 天的少量摄入，也会引发严重症状

A 计划示例：低聚糖（含麸质）挑战

本周引入的发漫成分：低聚糖（含麸质）

除了食用低发漫食物外，本周我还将食用含有该发漫成分的新食物。新食物是从"这些食物含有发漫成分"（第 152 页）中含有相应发漫成分的食物清单中选择的。（在下表的中间栏填入新食物的摄入量，在最右栏记录你出现的所有症状）

第 1 天	选择 ¹/₂ 份某种食物	¹/₂ 个贝果或 ¹/₂ 杯普通面条	症状：
第 2 天	按照平时的食用量，从相应的清单中选择多份一种或几种食物	可以包含以下所有食物： 1 个贝果，2 片普通面包，1¹/₂ 杯普通面条，10 块小麦饼干	症状：
第 3~7 天	停止吃新食物	只吃低发漫食物	症状：

针对该发漫成分，我得出的结论：

☐ 没有症状

☐ 少量摄入没有症状；大量摄入会引发轻度症状

☐ 少量摄入没有症状；大量摄入会引发严重症状

☐ 即使是第 1 天的少量摄入，也会引发严重症状

B 计划：一次引入一种发漫成分（谨慎地重新引入）

如果你对出现一系列症状感到焦虑，或者有严重症状，或者除了肠易激综合征之外还患有其他的胃肠道疾病，如小肠细菌过度生长或炎性肠病，那么 B 计划比较适合你。你可能一直在避开一些高发漫食物，因为你已经发现它们会给你造成困扰。如果你在实行 A 计划时没有通过对某种发漫成分的挑战，那么你可以把 B 计划作为一个调整饮食的好方法。以下是实行 B 计划的策略。

- 以每次只添加一种发漫成分的方式，少量地重新引入发漫成分。除了新添加的这种发漫成分以外，其他方面继续遵循低发漫饮食法。你将通过逐渐增加该发漫成分摄入量的方式来测试你对它的耐受度，直到你找到自己的耐受极限。

- 从"这些食物含有发漫成分"（第 152 页）的食物清单中选择要重新引入的食物。在每张清单中，越是列在前面的食物，其发漫成分含量越高，而位置越是靠后的食物，其发漫成分含量越低。因此，清单中位置靠后的食物对 B 计划更有用。如果你选择清单中位置靠前的食物，就要从很小的分量开始尝试。

- 实行 B 计划期间引入的新食物应该只含有一种发漫成分，以免你对引发症状的诱因产生混淆。暂时不要选择标有特殊符号（◇◆■□）的食物，这些符号表明该食物还含有其他发漫成分。

- 使用 B 计划的发漫成分重新引入记录表（第 145 页），记录你在重新引入阶段打算摄入的含有发漫成分的食物。

- 选择第 1 周要尝试的发漫成分。在第 1 天，选择一种靠近食物清单底部的食物，食用量应该是你平时食用量的 $\frac{1}{4}$。在接下来的 3 天内，逐步增加你对这一发漫成分的摄入量，方法是增加你选择引入的第一种食物的食用量，并少量增加含有该发漫成分的其他食物。在本周的最后 3 天暂停挑战，准备休息，只吃"低发漫食物储藏柜"（第 87 页）中的食物，同时观察自身症状并让身体恢复正常。

- 如果你愿意的话，也可以不做定制计划，直接按照第 146~151 页提供的示例进行引入。

- 除了本周要挑战的发漫成分之外，只吃你在过去几周的排除阶段一直在吃的低发漫食物。

- 如果你出现了症状，就要减少该发漫成分的摄入量，你可能已经达到了耐受极限。回顾上一步，找到你能耐受的该发漫成分的摄入量，并在 B 计划的发漫成分重新引入记录表上圈出，以供将来参考。

- 如果在重新引入每种发漫成分的期间或之后出现了相关症状，请在 B 计划的发漫成分重新引入记录表上记下这些症状。

- 如果你尝试的第一种食物就引发了症状，不要马上放弃该食物所含的这一类发漫成分。为确保你的症状不是由第一种食物中的非发漫成分引发的，建议你改天再尝试另一种含有该发漫成分的食物。

- 在本周结束时，对本周引入的发漫成分做出结论。在 B 计划的发漫成分重新引入记录表的结论选框中选出与你的经历最接近的选项，以此记录你对该发漫成分的反应。

- 继续引入下一周的发漫成分，同样，除了这种新引入的发漫成分以外，只食用排除阶段能吃的低发漫食物。这意味着即使你对第 1 周引入的发漫食物反应良好，也不要继续吃它们。因为发漫成分对你身体的影响是累积性的，如果你对发漫成分的耐受量是一个水桶的容量大小，那么当一种发漫食物已经占据了半个桶时，你对下一组发漫食物的耐受能力将受到影响。为了获得高质量的准确信息，付出更多耐心是值得的。

• 如果你对某种发漫成分的挑战失败了，也不要永远放弃食用该发漫成分。选择另一个时间试试 C 计划，从含有该发漫成分的某种食物重新开始。

B 计划的发漫成分重新引入记录表

本周引入的发漫成分：＿＿＿＿＿＿

除了食用低发漫食物外，本周我还将食用含有该发漫成分的新食物。新食物是从"这些食物含有发漫成分"（第 152 页）中含有相应发漫成分的食物清单中选择的。（在下表的中间栏填入新食物的摄入量，在最右栏记录你出现的所有症状）

第 1 天	选择 $1/4$ 份某种食物		症状：
第 2 天	选择 $1/2$ 份某种食物		症状：
第 3 天	选择 1 份某种食物		症状：
第 4 天	选择 2 份食物（从相应的清单中选择一种或几种食物）		症状：
第 5~7 天	停止吃新食物	只吃低发漫食物	症状：

针对该发漫成分，我得出的结论：

☐ 没有症状

☐ 随着摄入量的增加，出现了轻度症状

☐ 随着摄入量的增加，出现了严重症状

☐ 即使是仅在第 1 天少量摄入，也会出现严重症状

B 计划示例：低聚糖（无麸质）
谨慎地重新引入

本周引入的发漫成分：低聚糖（无麸质）

除了食用低发漫食物外，本周我还将食用含有该发漫成分的新食物。新食物是从"这些食物含有发漫成分"（第 152 页）中含有相应发漫成分的食物清单中选择的。（在下表的中间栏填入新食物的摄入量，在最右栏记录你出现的所有症状）

第 1 天	选择 ¼ 份某种食物	2 大勺炒洋葱	症状：
第 2 天	选择 ½ 份某种食物	¼ 杯黑豆	症状：
第 3 天	选择 1 份某种食物	½ 杯炒洋葱或 ½ 杯黑豆	症状：
第 4 天	选择 2 份食物（从相应的清单中选择一种或几种食物）	½ 杯炒洋葱和 ½ 杯黑豆	症状：
第 5~7 天	停止吃新食物	只吃低发漫食物	症状：

针对该发漫成分，我得出的结论：

☐ 没有症状

☐ 随着摄入量的增加，出现了轻度症状

☐ 随着摄入量的增加，出现了严重症状

☐ 即使是仅在第 1 天少量摄入，也会出现严重症状

B 计划示例：乳糖
谨慎地重新引入

本周引入的发漫成分：乳糖

除了食用低发漫食物外，本周我还将食用含有该发漫成分的新食物。新食物是从"这些食物含有发漫成分"（第 152 页）中含有相应发漫成分的食物清单中选择的。（在下表的中间栏填入新食物的摄入量，在最右栏记录你出现的所有症状）

第 1 天	选择 $^1/_4$ 份某种食物	$^1/_4$ 杯普通酸奶或 $^1/_4$ 杯普通牛奶	症状：
第 2 天	选择 $^1/_2$ 份某种食物	$^1/_2$ 杯普通酸奶或 $^1/_2$ 杯普通牛奶	症状：
第 3 天	选择 1 份某种食物	1 杯普通酸奶或 1 杯普通牛奶	症状：
第 4 天	选择 2 份食物（从相应的清单中选择一种或几种食物）	1 杯普通酸奶和 1 杯普通牛奶	症状：
第 5~7 天	停止吃新食物	只吃低发漫食物	症状：

针对该发漫成分，我得出的结论：

☐ 没有症状

☐ 随着摄入量的增加，出现了轻度症状

☐ 随着摄入量的增加，出现了严重症状

☐ 即使是仅在第 1 天少量摄入，也会出现严重症状

B计划示例：山梨糖醇
谨慎地重新引入

本周引入的发漫成分：<u>山梨糖醇</u>

除了食用低发漫食物外，本周我还将食用含有该发漫成分的新食物。新食物是从"这些食物含有发漫成分"（第152页）中含有相应发漫成分的食物清单中选择的。（在下表的中间栏填入新食物的摄入量，在最右栏记录你出现的所有症状）

第1天	选择 $1/4$ 份某种食物	2大勺黑莓	症状：
第2天	选择 $1/2$ 份某种食物	$1/4$ 个中等大小的牛油果或 $1/4$ 杯黑莓	症状：
第3天	选择1份某种食物	$1/2$ 个中等大小的牛油果或 $1/2$ 杯黑莓	症状：
第4天	选择2份食物（从相应的清单中选择一种或几种食物）	$1/2$ 个中等大小的牛油果和 $1/2$ 杯黑莓	症状：
第5~7天	停止吃新食物	只吃低发漫食物	症状：

针对该发漫成分，我得出的结论：

☐ 没有症状

☐ 随着摄入量的增加，出现了轻度症状

☐ 随着摄入量的增加，出现了严重症状

☐ 即使是仅在第1天少量摄入，也会出现严重症状

B 计划示例：甘露糖醇
谨慎地重新引入

本周引入的发漫成分：<u>甘露糖醇</u>

除了食用低发漫食物外，本周我还将食用含有该发漫成分的新食物。新食物是从"这些食物含有发漫成分"（第 152 页）中含有相应发漫成分的食物清单中选择的。（在下表的中间栏填入新食物的摄入量，在最右栏记录你出现的所有症状）

第 1 天	选择 ¹/₄ 份某种食物	2 大勺芹菜或 2 大勺花椰菜	症状：
第 2 天	选择 ¹/₂ 份某种食物	¹/₄ 杯芹菜或 ¹/₄ 杯花椰菜	症状：
第 3 天	选择 1 份某种食物	¹/₂ 杯芹菜或 ¹/₂ 杯花椰菜	症状：
第 4 天	选择 2 份食物（从相应的清单中选择一种或几种食物）	¹/₂ 杯芹菜和 ¹/₂ 杯花椰菜	症状：
第 5~7 天	停止吃新食物	只吃低发漫食物	症状：

针对该发漫成分，我得出的结论：

☐ 没有症状

☐ 随着摄入量的增加，出现了轻度症状

☐ 随着摄入量的增加，出现了严重症状

☐ 即使是仅在第 1 天少量摄入，也会出现严重症状

B 计划示例：果糖
谨慎地重新引入

本周引入的发漫成分：<u>果糖</u>

除了食用低发漫食物外，本周我还将食用含有该发漫成分的新食物。新食物是从"这些食物含有发漫成分"（第 152 页）中含有相应发漫成分的食物清单中选择的。（在下表的中间栏填入新食物的摄入量，在最右栏记录你出现的所有症状）

第 1 天	选择 $\frac{1}{4}$ 份某种食物	$\frac{3}{4}$ 小勺蜂蜜或 $\frac{1}{8}$ 杯芒果	症状：
第 2 天	选择 $\frac{1}{2}$ 份某种食物	$1\frac{1}{2}$ 小勺蜂蜜或 $\frac{1}{4}$ 杯芒果	症状：
第 3 天	选择 1 份某种食物	1 大勺蜂蜜或 $\frac{1}{2}$ 杯芒果	症状：
第 4 天	选择 2 份食物（从相应的清单中选择一种或几种食物）	1 大勺蜂蜜和 $\frac{1}{2}$ 杯芒果	症状：
第 5~7 天	停止吃新食物	只吃低发漫食物	症状：

针对该发漫成分，我得出的结论：

☐ 没有症状

☐ 随着摄入量的增加，出现了轻度症状

☐ 随着摄入量的增加，出现了严重症状

☐ 即使是仅在第 1 天少量摄入，也会出现严重症状

B 计划示例：低聚糖（含麸质）
谨慎地重新引入

本周引入的发漫成分：<u>低聚糖（含麸质）</u>

除了食用低发漫食物外，本周我还将食用含有该发漫成分的新食物。新食物是从"这些食物含有发漫成分"（第 152 页）中含有相应发漫成分的食物清单中选择的。（在下表的中间栏填入新食物的摄入量，在最右栏记录你出现的所有症状）

第 1 天	选择 $1/4$ 份某种食物	$1/4$ 个贝果或 $1/4$ 杯煮熟的面条	症状：
第 2 天	选择 $1/2$ 份某种食物	$1/2$ 个贝果或 $1/2$ 杯煮熟的面条	症状：
第 3 天	选择 1 份某种食物	1 个贝果或 1 杯煮熟的面条	症状：
第 4 天	选择 2 份食物（从相应的清单中选择一种或几种食物）	1 个贝果和 1 杯煮熟的面条	症状：
第 5~7 天	停止吃新食物	只吃低发漫食物	症状：

针对该发漫成分，我得出的结论：

☐ 没有症状

☐ 随着摄入量的增加，出现了轻度症状

☐ 随着摄入量的增加，出现了严重症状

☐ 即使是仅在第 1 天少量摄入，也会出现严重症状

这些食物含有发漫成分

以下这些食物是按照发漫成分含量从高到低排列的。在每份清单中，位置越靠前的食物发漫成分含量越高，而位置越靠后的食物发漫成分含量越低。有些食物的分量被标了出来，是因为它们的食用量通常比清单上的其他食物要少。有些食物后面标有表明含其他发漫成分的特殊符号。◇代表还含有山梨糖醇，◆代表还含有甘露糖醇或其他多元醇，■代表还含有低聚糖，▣代表还含有过量的果糖。

< 含有乳糖的食物 >

罐装淡奶

添加了乳清或脱脂奶粉的酸奶（普通的或加糖的）

全脂、低脂或脱脂牛奶

酪乳

蛋酒

山羊奶

冻酸奶；清淡、低脂或软冰激凌，加糖的意式冰激凌

普通酸奶（原味的或加糖的）

希腊酸奶或冰岛酸奶（原味的或加糖的）

加糖的全脂冰激凌

全脂、低脂或脱脂农家干酪

开菲尔酸奶（原味的或加糖的）

< 含有过量果糖的食物 >

龙舌兰糖浆或龙舌兰花蜜（1 大勺）

含果葡糖浆的饮料

蜂蜜（1 大勺）

樱桃 ◇

西瓜 ◇ ■

甜豌豆

新鲜芒果

芦笋 ■

糖蜜（1 大勺）

分量较大的香蕉、洋蓟心罐头、柑橘、葡萄、猕猴桃、橙子、木瓜、菠萝、食用大黄、阳桃、草莓、番茄干

< 含有甘露糖醇的食物 >

花椰菜

蘑菇（双孢菇 ■、褐菇、香菇）

芹菜

荷兰豆 ■

分量较大的奶油南瓜 ■

分量较大的块根芹、茴香叶、红薯

< 含有山梨糖醇的食物 >

西梅 ■

梨 ▣

无糖口香糖（1 片）◆

黑莓

油桃■

毛桃◆

杏■

苹果▣

甜玉米■

李子■

西蓝花■

分量较大的牛油果、小白菜、椰子、四季豆、青椒、卷心菜、芜菁

＜含有低聚糖的食物（无麸质）＞

含菊苣根或菊粉的无麸质面包

含菊苣根或菊粉的无麸质能量棒

洋姜

大葱的葱白部分

小葱的葱白部分

煮熟的豌豆瓣

洋葱

干豆类，罐头豆类

煮熟的腰豆

煮熟的利马豆

青豌豆

鹰嘴豆泥

菜蓟

红葱头（1 大勺）

干香蕉片

开心果（2 大勺）

全豆豆乳

煮熟的绿色或棕色小扁豆

腰果（2 大勺）

白凤豆

甜菜

大蒜（1 小勺）

茴香茶、甘菊茶、乌龙茶或浓红茶

番茄酱（2 大勺）

葡萄干（2 大勺）

含洋葱和大蒜的意大利面酱

抱子甘蓝 ◇

分量较大的小扁豆罐头或鹰嘴豆罐头，煮熟的毛豆、黑扁豆、鹰嘴豆瓣、红扁豆

分量较大的蓝莓、蔓越莓干、哈密瓜、煮熟的菠菜、球茎茴香、白兰瓜、秋葵、树莓、紫甘蓝、西葫芦以及低发漫坚果和种子

＜含有低聚糖的食物（含麸质）＞

含菊苣根或菊粉的能量棒

含菊苣根、菊粉、小麦、黑麦或大麦的高纤早餐麦片

麸皮早餐麦片

含菊粉或菊苣根的小麦面包或多谷物面包

小麦碎早餐麦片

100% 全麦面包

黑麦面包

黑麦酸面包

原味碱水面包

古斯米

燕麦面包或小麦面包

意大利土豆团子

原味薄脆饼干

麦仁或布格麦

白面包

白面条或全麦面条

大麦

< 关于乳糖的问题 >

这些食品的乳糖含量数据是从哪里来的？

如果乳制品生产商能向消费者公布其产品中乳糖的克数，那这些信息会对消费者有很大的帮助，但通常情况下他们不会这样做。也许了解了这些信息之后，大众普遍认为的"酸奶比牛奶更容易消化"的观念会受到冲击。当我找不到乳制品中的乳糖含量信息时，我会参考食品标签上的营养成分表或美国农业部营养素数据库中公布的"总糖"含量来估计乳糖含量。目前，这些估算方法只适用于没有添加水果和糖的乳制品。在未来几年内，标签上的营养成分表将会逐步更新，让消费者更容易估算加糖乳制品中的乳糖含量，但更新后的营养成分表仍然只适用于没有添加水果的乳制品，如香草酸奶。新的营养成分表将会显示乳制品所添加的糖的克数，你可以从"总糖"中减去所添加的糖的克数，从而得出一份乳制品中来自牛奶中的糖（乳糖）的克数。

我一直在采用无乳制品版本的低发漫饮食法。这对我的重新引入策略有什么影响？

如果你因为怀疑自己对乳糖不耐受而在排除阶段一直食用无乳制品版本的低发漫饮食，那么现在你可以通过重新引入阶段来了解你的症状是与乳糖有关还是与乳制品中的其他成分有关。当你准备好时，可以从重新引入无乳糖乳制品开始。请参考"低发漫食物储藏柜"（第 87 页）中的 "牛奶及乳制品"部分，以获得一些建议。当你重新引入乳制品时，要避免食用脂肪含量高的乳制品，如全脂冰激凌或以奶油为基础原料的酱汁，以免出现脂肪不耐受的问题。如果你对无乳糖乳制品有良好的耐受性，那么你就不太可能对乳制品敏感。在这个基础上，使用 A 计划或 B 计划引入含乳糖的乳制品，以确定你是否对乳糖敏感。

我已经知道自己对乳糖不耐受，还需要重新引入乳糖吗？

如果你不愿意的话，可以不这么做。是否值得用一轮可能出现的症状来换取更多关于你能耐受多少乳糖的信息，这个只有你自己能决定。但是你也可以考虑挑战你的假设。一旦其他发漫成分被排除在外，很多人发现他们可以耐受的乳糖量比自己原先以为的要多。然而，如果你很享受无乳糖乳制品，并且对自己能耐受多少乳糖这个问题并不感到好奇，那么只要你愿意就可以无限期推迟重新引入乳糖的时间。

< 关于麸质的问题 >

我已经采用无麸质饮食法很长时间了。我应该重新引入麸质吗？

这是一个重要的问题，也是一个需要你与你的主治医生讨论的问题。你如果患有乳糜泻或疱疹样皮炎，就不要重新引入同时含麸质和低聚糖的食物。你如果患有非乳糜泻麸质敏感症或非乳糜泻小麦敏感症，并且症状很严重——即使摄入很少的麸质也会出现症状，或者你有肠易激综合征以外的症状（如头痛、鼻窦充血、关节疼痛），那么你在重新引入麸质前应该先咨询医生。

如果你在采用无麸质饮食法之前并没有进行相关检测，那么重新引入麸质意味着你有可能患上乳糜泻。在这种情况下，你要根据医生提供的具体方案重新引入麸质，而不是使用本书中的方案。

除此之外，要不要重新引入麸质是你自己的选择。虽然无麸质饮食法日益成为一种流行的饮食方式，但对一些人来说，在并不真正需要的时候选择无麸质饮食也是一种不必要的负担。它会让你在参加家庭活动、外出就餐、购物和做饭时遇到更多困难。你必须更多地提前计划，而且无麸质食物也会更贵。我有一些曾经遵循无麸质饮食法的患者，他们在发现自己实际上可以耐受麸质后都感到很开心。另外一些患者则继续选择无麸质饮食，因为他们更喜欢这样的饮食方式。

C 计划：逐个引入食物（谨慎地重新引入）

把 C 计划作为了解肠易激综合征症状的手段，或许效果并不太好，但如果你有很多其他的饮食限制，以至于无法采用 A 计划或 B 计划，那么 C 计划就可能很适合你。C 计划还可以作为一种备用方案，如果你在 A 计划或 B 计划中对某些类别的食物有不耐受的问题，那你至少可以在 C 计划中尝试引入这些类别中的某几种食物。在 C 计划中，你开始只会少量引入一种食物，但会逐步增加食用分量，同时还要监测自己的症状。举个例子，不是所有食物中的低聚糖都是一样的，因为食物之间的差异，你可能会发现你对洋葱的耐受性比对豆子的耐受性好，或者反之。

与 A 计划或 B 计划不同的是，C 计划允许已耐受的食物仍保留在饮食中，同时一次添加一种其他食物。因此，你应该首先引入那些对你影响最大的食物，仔细考虑你的优先任务是什么。例如，如果你很享受无乳糖的乳制品，或者你不吃乳制品，那么重新引入含乳糖的食物可能就不是那么重要。如果你喜欢外出就餐或经常食用预制食品，那么引入少量的洋葱和大蒜可能就是你的优先任务。含有低聚糖的豆类和某些蔬菜营养丰富，对大多数人，尤其是纯素食者或蛋奶素食者来说，都是在营养层面上的优先任务。把甜味剂、软饮料和果汁的引入优先级排到最后，如果你不在意这些食物的话，也可以永久性地忽略它们。以下是实行 C 计划的策略。

- 确保你吃的是"低发漫食物储藏柜"（第 87 页）中的各种低发漫食物。我希望你没有回避水果、蔬菜、坚果和种子、植物蛋白来源等清单上以粗体字显示的食物。如果你之前一直在回避这些食物，可以考虑从它们开始重新引入。

- 使用 C 计划的新食物重新引入记录表（第 161 页）做计划，重新引入你的第一种高优先级食物。在第 1 天先引入一小份该食物。在接下来的几天内多次吃这种食物，并且逐渐增加分量。例如，你一开始可以先吃 2 大勺黑豆，第 2 天吃 4 大勺，第 3 天吃 6 大勺，以此类推。请参阅第 162 页的示例，它详细说明了这一过程。

- 如果出现症状，将它们写在 C 计划的重新引入记录表上。有一些轻微的产气或大便形态的变化是没有问题的。你更需要关注的症状是疼痛或其他影响你日常活动的症状。

- 几天后，引入一小份其他新食物，以此类推。

- 在 C 计划的重新引入记录表底部的结论选框中，标出你针对该食物得出的结论。此外，在你的食物和症状记录里圈出你对该食物能耐受的最大分量，供将来参考。如果你能很好地耐受较大分量的某种食物，那么你可以继续按需食用该食物。

- 如果你对小分量的某种食物耐受性好，但对大分量的耐受性差，那么今后就只吃你可以耐受的分量。

- 你如果对某种食物不耐受，可在其他时间再次尝试，或选择这种食物的不同品种或品牌进行尝试。例如，如果你对某一品种的苹果不耐受，下次可尝试另一个品种的苹果。

- 不断扩展你能耐受的食物的清单。

C 计划的新食物重新引入记录表

本周引入的食物：_____

除了食用低发漫食物外，本周我还将食用这种新食物，它是我的高优先级食物。（在下表的中间栏填入新食物的摄入量，在最右栏记录你出现的所有症状）

第 1 天	选择 $^1/_4$ 份新食物		症状：
第 2 天	选择 $^1/_2$ 份新食物		症状：
第 3 天	选择 $^3/_4$ 份新食物		症状：
第 4 天	选择 1 份新食物		症状：
第 5~7 天	停止吃新食物	只吃低发漫食物	症状：

针对这种新食物，我得出的结论：

☐ 没有症状

☐ 随着摄入量的增加，出现了轻度症状

☐ 随着摄入量的增加，出现了严重症状

☐ 即使是仅在第 1 天少量摄入，也会出现严重症状

C 计划示例：黑豆

本周引入的食物：　黑豆

除了食用低发漫食物外，本周我还将食用这种新食物，它是我的高优先级食物。（在下表的中间栏填入新食物的摄入量，在最右栏记录你出现的所有症状）

第 1 天	选择 $\frac{1}{4}$ 份新食物	2 大勺黑豆	症状：
第 2 天	选择 $\frac{1}{2}$ 份新食物	4 大勺（$\frac{1}{4}$ 杯）黑豆	症状：
第 3 天	选择 $\frac{3}{4}$ 份新食物	6 大勺黑豆	症状：
第 4 天	选择 1 份新食物	8 大勺（$\frac{1}{2}$ 杯）黑豆	症状：
第 5~7 天	停止吃新食物	只吃低发漫食物	症状：

针对这种新食物，我得出的结论：

☐ 没有症状

☐ 随着摄入量的增加，出现了轻度症状

☐ 随着摄入量的增加，出现了严重症状

☐ 即使是仅在第 1 天少量摄入，也会出现严重症状

步骤 7：对结果进行评估

你先是从饮食中排除了发漫成分，然后又重新引入了含有发漫成分的食物。在这段时间里，你跟踪了自己的症状，知道了哪些发漫成分是你的症状诱因。恭喜你！要坚持一个方案这么久并不容易，你做得非常好。到了这个时候，你可能和我的很多患者一样，对如何使用这些来之不易的信息有一些疑问。这个问题有一点棘手，因为每个人对低发漫饮食都有不同的体验。下文有一些通用的建议适用于每个人，之后我还会针对每种类型的发漫成分不耐受情况，提出具体的建议。

寻求明确结论——了解你的结果

拿出你的 A 计划或 B 计划的发漫成分重新引入记录表（第 135 页或 145 页），仔细研究你的记录笔记。请记住，在吃了高发漫食物后出现一点产气或胀气反应，或者根据你所吃的东西，大便形态或排便方式出现一些细微变化，这都是无妨的。换句话说，虽然身体会出现一些轻度症状，但以此可以换取更多样化、更有营养的饮食，这样的代价是可接受的。请注意以下几点。

- 你是否对某种特定的发漫成分没有任何问题？那就在该发漫成分的重新引入记录表上画一个方框并把它圈出来。接下来在"这些食物含有发漫成分"（第 152 页）的清单中找到相应类别，并在那里画上同样的标记。标记出来的这些食物对你来说不是发漫食物。除了"低

163

发漫食物储藏柜"（第 87 页）中的食物，你现在还可以随时享用"这些食物含有发漫成分"中属于该类别的食物。然而如果你对其他发漫成分不耐受，那么还是要小心该类别中那些标有特殊符号的食物，因为这些符号表明它们还含有其他发漫成分。

- 你是否可以耐受少量的某种发漫成分，但在实行 A 计划期间摄入较多的该发漫成分后却出现了严重的症状？如果你还没有针对这种发漫成分尝试过 B 计划，那么接下来就试试吧。在 B 计划中是否出现了同样情况？你有没有在另一个时间尝试不同的食物？是否出现了同样的结果，即随着该发漫成分摄入量的增加，你的症状也在加重？如果是这样，请在发漫成分重新引入记录表的相应位置和"这些食物含有发漫成分"（第 152 页）的相应清单上画一个三角形，再在里面画一个加粗的感叹号。根据症状的轻重程度，你可以摄入少量到中等分量的该发漫成分。幸运的是，你不必完全避开这种发漫成分，你只需要管理或计划你的摄入量。请参阅步骤 8（第 167 页）中给出的建议，以应对特定的发漫成分不耐受的情况，同时尽可能地保持饮食多样化。你也可以和你的医生讨论这个结果。

- 你是否完全不能耐受某种特定食物或发漫成分，即使是极少的分量也不行？那么在这个发漫成分（或食物）的重新引入记录表上画一个加粗的 ×，并用一个方框把它圈起来。你要继续对这种发漫成分采取非常谨慎的态度，并把摄入量控制在最小分量或只在极偶然的情况下才摄入。乳糖不耐受在健康人群中很常见。但在实践中我观察到，当乳糖不耐受与其他发漫成分不耐受一起发生时，有时会引发小肠细菌过度生长。你是否和医生讨论过使用抗生素治疗你的症状？或者你是否有其他潜在的疾病，如炎性肠病或短肠综合征，从而导致肠道发生了快速转运？你也许正在经历一种"货运列车"效应，使糖和糖醇快速通过肠道，无法被吸收。请与你的医生讨论应对这些情况的其他方法。同时，你可能要继续严格依照"低发漫食物储藏柜"（第 87 页）中列出的食物制订饮食计划，并采用"应对某种特定的发漫成分不耐受"（第 169 页）中的策略，同时尽可能地实现多样化的饮食。有时候，肠易激综合征症状是由于发漫成分以外的原因造成的，有线索表明发漫成分对身体的影响取决于发漫总负荷。这意味着大量摄入发漫成分可能会引发严重的症状，而少量摄入应该只会引发轻度症状。因此，当你摄入的发漫成分的分量与你经受的症状的严重程度远远不成比例时，这种情况就值得怀疑。虽然有可能是因为你对这种发漫成分非常敏感，但也有可能是其他原因引起的。例如，如果你在挑战低聚糖的过程中只是重新引入了半块英式松饼或半杯普通面食，而你连续几天都感到不适，这表明你可能是有其他类型的食物不良反应而不是对发漫成分不耐受。请与你的医生讨论类似的反应，以便他们在必要时对你进行乳糜泻或食物过敏的评估。

关于结果的一些问题

如果我对某组食物中的一种食物不耐受，能否认为我对该组食物中的所有其他食物都不耐受？

不能。请记住，在 A 计划和 B 计划中，你是在评估自己对饮食中某种发漫成分的耐受性，而不是你对个别食物的耐受性。不要过于笼统地概括自己的结果，这一点很重要。在得出可能导致你永久避开任何一大类食物的结论之前，请与你的营养师讨论这类问题。其他因素也可能会导致你对某一特定食物产生反应，这些因素包括食用分量，该特定食物的发漫成分含量特别高，食物过敏或食物敏感，该食物含酒精、咖啡因、非营养性甜味剂或大量脂肪。

我在排除阶段采用了无麸质版本的低发漫饮食法。当我重新引入麸质时，我出现了一些轻微的胃肠道症状，但除此之外没有其他问题。我应该如何理解这个结果？

如果是只出现了胃肠道症状，含麸质谷物中的低聚糖可能是罪魁祸首。关于如何应对这种不耐受的情况，见步骤 8。你可能并没有必要采用无麸质饮食法。

在排除阶段我采用了无麸质版本的低发漫饮食法。当我重新引入麸质时，我出现了关节疼痛。我应该如何理解这个结果？

出现全身症状（关节疼痛、头痛、脑雾、皮疹等），无论是否伴随胃肠道症状，都意味着极大可能是非乳糜泻麸质不耐受，前提是你已经排除了自己患乳糜泻的可能性。与你的医生讨论这个问题，但要注意这种情况没有生物标志物可查，它最终是根据患者的主观感受来诊断的。我建议你至少再重新引入一次麸质，以确保你不是因为这一周不走运而出现症状的。如果这次还是有症状出现，根据你的症状判断自己能耐受多少麸质。

我的发漫成分不耐受的情况到底会不会好转？我是否会终生受困于这个问题？

如果有潜在疾病的影响，那么你对某种发漫成分的不耐受可能只是暂时的。例如，对于患有小肠细菌过度生长但未经治疗、刚被诊断出乳糜泻、处于克罗恩病的发作期或刚经历了严重胃肠炎的人来说，出现乳糖不耐受是很常见的。小肠内壁的细胞有可能出现了暂时性损伤，并降低了生产乳糖酶的能力。当小肠内壁细胞恢复健康时，乳糖酶的产量也会恢复，乳糖不耐受的情况也会得到缓解。此外，止痛药或某些疾病会减缓肠道运动速度，而食物过敏或结肠炎会加快肠道运动速度，这些情况都有可能导致继发性的发漫成分不耐受。随着这些潜在疾病的改善或解决，继发性的发漫成分不耐受也可能会得到改善或解决。

步骤 8：享受你能耐受的最多样化、最有营养的饮食

在重新引入阶段，你会发现一种或多种发漫成分是你的肠易激综合征症状的诱因。如果是这样，以下策略将帮助你以一种将症状影响降到最小的方式来管理饮食。

应对发漫成分不耐受的策略

该方案的主旨就是由你自己管理自己的食物摄入量，使一餐或一天摄入的发漫成分总量保持在你的耐受量以内。以下是实现这一目标的一些策略。

- 如果你对发漫成分的总体耐受能力有限，那么请优先考虑含有低聚糖的食物。

- 从"预算"的角度考虑发漫成分摄入量。提前计划，并明智地使用你的发漫成分预算。例如，假设你每天可以耐受 1~2 份含有低聚糖的食物，不能超过这个分量。如果你打算晚餐和家人一起吃比萨，那么就不要在午餐时吃洋葱三明治，也不要在下午吃混合干果。在白天的时候选择低发漫食物，会让你体内的"发漫成分桶"为后面要吃的比萨留出空间。到吃比萨的时候，就可以"奢侈"地在面饼上撒上糖霜，但要选择低发漫成分的配料。要选择薄底比萨而不是厚底比萨，要吃一块而不是四块。

- 分量就是一切。比方说，你在实行 A 计划挑战低聚糖时出现了严重症状。你发现 1 杯自制烤豆子的低聚糖含量比你在沙拉上加的 1 大勺豆子的低聚糖含量高 16 倍，而这只是因为 1 杯豆子的分量是 1 大勺豆子的分量的 16 倍！所以，在你完全放弃高发漫食物之前，可以试着享受小分量的高发漫食物。如果可以的话，每天都吃少量的像这样的营养丰富的食物。

- 有些时候，你可能愿意为了享受一些特别的食物而经历一些不适。例如，在餐馆里吃有大蒜的菜肴或者在夏天野餐时吃西瓜和甜玉米。如果你只是用这个方案来治疗肠易激综合征，那这么做是完全可以的。如果你还患有胃肠道功能紊乱或其他胃肠道疾病，请咨询你的营养师，询问你是否可以偶尔放纵一下。比如，对患有小肠细菌过度生长的人来说，这种做法可能就不合适。

- 考虑到你最终需要避开的发漫成分，你是否担心无法获得足够的营养？请参阅"满足你的营养需求"（第 264 页），了解获得足够的膳食纤维、蛋白质、钙的方法。有关营养需求的其他问题，请向注册营养师咨询。

- 经历了重新引入阶段，你就会发现没有哪种食物是绝对不能吃的，这就是该方案最大的意义。在分量合适的情况下，你可以吃任何你能耐受的食物。

- 在实行这个方案后，你可能会发现你对某些非高发漫食物也有不耐受问题。这其实是有道理的。如果一切顺利，在采用低发漫或相对低发漫的饮食法时，你的肠易激综合征症状会大大减少。这有时也会使其他类型的食物不良反应更容易被发现。也许你听说过有关黑板的比喻，当用粉笔在黑板上画满涂鸦时，你很难在黑板上辨别出任何一个特定的标记。但是，当用湿布把黑板清洁干净后，哪怕是黑板上的一个很小的标记，你站在房间的后面也可以清楚地看到。例如，我有一个患有慢性便秘的患者，当他减少了发漫成分的摄入后，他意识到每次吃鸡蛋时，他的便秘就会加重。而鸡蛋不含发漫成分，这完全是一个偶然的发现，但他很高兴能发现这一点。

应对某种特定的发漫成分不耐受

以下是应对特定的发漫成分不耐受的具体建议。在过去的几周里，你很努力地将你的肠易激综合征的食物诱因限定到最重要的几个。请不要忘记本方案最重要的信息之一：忽视那些不适合你的建议。

< 乳糖不耐受 >

除了乳制品含乳糖这一点外，除非你有其他令人信服的理由来避开乳制品，否则我不建议完全不吃乳制品。牛奶及乳制品是饮食中蛋白质、维生素和矿物质的重要来源，而且它们的味道也很好。如果没有必要，为什么要限制它们，让外出用餐成为一件麻烦事？从营养角度上说，大米奶或杏仁奶不能真正取代牛奶，因为它们的蛋白质含量很少。豆乳虽然含有更多的蛋白质，但大多数品牌的豆乳都有大量的发漫成分。植物奶中的钙与补充剂中的钙没有什么不同：它们不像乳制品，同时还含有其他对骨骼健康有益的营养素。下面是一些相关建议。

- 许多乳制品天然不含乳糖或乳糖含量很低，所以不必避开。许多患有乳糖不耐受的人发现他们实际上可以耐受少量的乳糖，所以很少有必要完全排除饮食中的乳糖。除了对乳糖极度敏感的患者之外，低乳糖饮食足以应对绝大部分患者的症状。

- 如果可以的话，食用普通的乳制品直到食用量达到你对乳糖的耐受极限。有些专家认为，乳糖不耐受患者一次最多可以耐受 12 g 乳糖（大约相当于 1 杯普通牛奶中的乳糖含量）。对那些肠胃适应能力比较好的人来说，这个数据也许是真的。但对我的许多肠易激综合征患者而言，这个数据不适用。所以你要尝试找出自己的乳糖耐受极限。将乳糖纳入正餐，与其他食物一起食用，而不是单独食用含乳糖的食物时，你对它的耐受性可能会更好。

- 继续在家里食用无乳糖的牛奶、农家干酪、普通酸奶、开菲尔酸奶和冰激凌。市售的无乳糖乳制品在包装前会经过乳糖酶处理，将乳糖分解成更容易吸收的单糖，再进行彻底混合，最终让产品呈现出100% 不含乳糖的状态。经 24 小时发酵的酸奶或用无乳糖牛奶在家自制的酸奶，也是不含乳糖的。

- 尝试一下过滤掉部分乳清的酸奶，如希腊酸奶或冰岛酸奶、拉班酸奶、斯凯尔酸奶、土耳其酸奶等，它们的乳糖含量比其他酸奶少。

- 外出时，可以尝试在进食第一口牛奶、奶油浓汤或冰激凌时，服用 1~2 片乳糖酶片。如果你对甘露糖醇不耐受，请检查乳糖酶片的成分，确保其中不含甘露糖醇。当乳糖酶以药片形式被服用时，它与乳糖的接触不能像乳品厂处理乳制品那样彻底和完全。乳糖酶片可能会将产品中的乳糖含量降低到你可以耐受的水平，但它不会做到让产品完全不含乳糖。

- 如果你对极少量的乳糖都不耐受，请你的药剂师深入检查一下你的药品中是否含有乳糖。乳糖经常被作为填充剂或涂层剂的原料添加到药物中，但这种信息可能很难发现。如果你每天服用多种药丸或胶囊，乳糖可能会对你的身体产生影响。

- 参见"复杂食物解析"（第 257 页），了解更多关于乳制品乳糖含量的信息。

＜果糖不耐受＞

以下是给果糖不耐受患者的建议。

- 以 $\frac{1}{2}$ 杯作为一份的分量，继续享用低发漫水果和果汁。

- 限制高果糖水果的摄入，只吃几小口或者只将其作为水果沙拉的一部分原料。尝试一下这些水果的不同品种，因为有些品种的果糖含量可能比其他品种的低。

- 如果你喜欢的话，可以试试苹果泥以及沥干的罐头装的桃子和梨。它们还没有经过实验室检测，但一些患者表示自己能很好地耐受它们。

- 避免在食品、饮料、补充剂和药物中使用龙舌兰糖浆、蜂蜜和果葡糖浆作为甜味剂，选择以蔗糖或 100% 纯枫糖浆代替，但分量要小，尤其是如果你有小肠细菌过度生长病史的话。甜菊糖滴剂也是一种选择。

- 尝试采自不同种类花朵的蜂蜜。有些蜂蜜的果糖含量比其他蜂蜜的少。试试少量的棉花蜜或苜蓿蜜，它们的果糖含量可能比其他品种的少。

- 你可能读到过这样的建议：在高果糖食物中加入葡萄糖。到目前为止，没有研究证明这种做法有什么好处。改变果糖和葡萄糖的比例确实可以改善果糖的吸收情况，但在最近的一次学术研讨会上提到的一些未发表的数据显示，在高果糖食物中添加葡萄糖后，肠易激综合征患者的症状并没有得到改善。

- 考虑在高果糖食物中试用木糖异构酶。一项研究表明，木糖异构酶可以减轻果糖吸收不良患者的恶心和腹痛症状（但不能减轻腹胀症状）。这种添加酶的策略可能对除了含过量果糖外还同时含有其他发漫成分的水果没有帮助。加酶的策略还没有在肠易激综合征患者中进行过研究。

＜甘露糖醇和山梨糖醇不耐受＞

以下是给甘露糖醇或山梨糖醇不耐受患者的建议。

- 继续避免在食品、饮料、补充剂和药物中使用甘露糖醇、山梨糖醇、麦芽糖醇、木糖醇、赤藓糖醇和聚葡萄糖作为甜味剂。选择用蔗糖、100% 纯枫糖浆或甜菊糖代替。

- 如果你需要一些东西来清新口气，可以选择含糖量少的小薄荷糖。

- 限制多元醇含量高的水果和蔬菜的摄入，只吃几小口，例如，吃水果沙拉时，只吃几口西瓜或苹果。

- 试试罐头装蔬菜或腌制蔬菜。尽管这种食品的发漫成分含量的数据还没有公布，但据报道，罐头装蘑菇的发漫成分含量较低。如果你喜欢，可以试试沥干的罐头装桃子和梨，还有苹果泥。虽然它们还没有经过实验室检测，但一些患者表示自己对它们的耐受度更好。

以下是给甘露糖醇不耐受患者的特别建议。

- 继续将每份奶油南瓜和红薯的分量限制在 $1/2$ 杯。

- 避开以蘑菇、花椰菜、芹菜和荷兰豆为主要食材的菜品。在自制菜肴或预制菜中尝试少量的芹菜或蘑菇。

- 尝试不同品种的蘑菇，因为有些蘑菇的甘露糖醇含量较低。尽管尚未对所有蘑菇的发漫成分含量进行检测，但 2012 年葡萄牙的一篇论文称，平菇、杏鲍菇、姬菇和金针菇的甘露糖醇含量远远低于双孢菇、褐菇和香菇的甘露糖醇含量。

以下是给山梨糖醇不耐受患者的特别建议。

- 继续将每份小白菜、卷心菜、椰子、四季豆、青椒和芜菁的分量限制在 $1/2$ 杯，每份牛油果的分量限制在 $1^1/_2$ 大勺。

- 避开梨和那些含有果核的水果。限制苹果、甜玉米和西蓝花的食用量，只吃几小口。尝试一下这些水果和蔬菜的不同品种，因为有些品种的山梨糖醇含量可能较低。

< 低聚糖不耐受 >

以下是给低聚糖不耐受患者的建议。

- 避免选择以洋葱、大蒜、红葱头或大葱作为主要食材的菜品。尝试用少量的这些食材给菜品调味。继续享用浸泡过洋葱或者大蒜的橄榄油。

- 在混合菜肴中尝试小份的高发漫蔬菜。

- 利用发漫成分的水溶性特点：尝试水煮高发漫蔬菜，将水倒掉，只把蔬菜留下备用。

- 尝试沥干浸泡液并用清水冲洗的罐头装蔬菜或腌制蔬菜。

- 避开添加了菊粉、菊苣根、玉米、大豆、甜菜等的食物，以及发漫成分含量未知的食物。

- 将水果干的食用量限制在几块以内，仅作为点缀菜品的装饰。

- 继续享用分量为一把的或低发漫坚果或 2 大勺坚果酱，要避食开心果和腰果。

- 在家吃饭时，继续食用低发漫面包和谷物。

- 外出就餐时，将由小麦制成的食物的食用量限制在你的耐受范围内。对许多人来说，这也许包括一个英式松饼、半个三明治、半个贝果或一小块薄底比萨。

- 按照每份 $1/2$ 杯的分量，继续享用沥干浸泡液并洗净的罐头装小扁豆和鹰嘴豆。尝试小分量的其他罐头装豆类和豌豆。如果是自己从头开始烹制小扁豆、干豌豆或干豆类，只能吃很小的分量，并且不能食用浸泡用水或烹饪用水。

- 基本上每顿正餐和加餐中都要包括优质的、富含膳食纤维的低发漫食物。详见"提供膳食纤维的低发漫食物"（第 265 页）。

- 考虑用一种比低聚糖发酵更慢的富含膳食纤维的食品来补充你的饮

食，如洋车前子壳粉。如有必要，请让医生或营养师推荐具体产品。

- α－半乳糖苷酶在豆类、坚果、西蓝花和抱子甘蓝中的应用具有潜在的意义，它的作用是将低聚半乳糖（一种低聚糖）分解为可被吸收的半乳糖。尽管有研究发现它没有明显改善受测的一组患者的肠易激综合征症状，但它可能对其他一些患者有帮助。

- 你可以尝试吃无麸质面包和无麸质比萨来解决这个问题，但由于一些无麸质产品会添加高发漫原料，如菊苣根、菊粉、蜂蜜或龙舌兰糖浆，这导致它们所含的发漫成分与普通面包的一样多。用普通小麦或斯佩尔特小麦制作的正宗酸面包可能是一个更好的选择。

素食者的蛋白质来源

你如果不吃肉，仅依靠吃豆类来获取蛋白质，就要先全面了解自己对蛋白质的需求，并且通过查阅"提供蛋白质的低发漫食物"（第 267 页）来了解哪些低发漫食物富含优质蛋白质。

蛋奶素食者要满足自己对蛋白质的需求并不困难，因为鸡蛋和许多低乳糖乳制品都是很好的蛋白质来源。但是纯素食者需要更仔细地制订饮食计划。你如果是纯素食者，而且对低聚糖的耐受程度较低，就必须把你饮食中大部分的发漫成分"预算"节省下来，用于摄入植物性蛋白质。如果你还对其他发漫成分不耐受，可以通过食用低发漫水果和蔬菜并限制饮食中的小麦制品来防止发漫成分摄入过量。请在你的饮食计划中列入大量藜麦和豆腐。每餐食用少量豆类，而不是在晚餐时集中吃大量豆类。如果普通食物不能满足你对蛋白质的需求，你可以每天用大米蛋白粉制作思慕雪。

方案总结

祝贺你！我希望这个饮食方案的结束标志着你的生活开启了一个全新篇章。愿你所获得的知识能帮助你摆脱肠易激综合征症状，并重新掌控你的生活。步骤8的标题说明了一切：享受你能耐受的最多样化、最有营养的饮食。愿你不用担惊受怕就可以享用营养丰富的美味。你才是最终判断哪些食物可以控制你的症状的那个人。你不需要仅仅因为理论而必须排除任何食物，你的症状才是你的指南。

我希望你的健康和幸福的感觉能给予你更多的自由去实现其他的生活目标。当然，我还希望你能喜欢本书第三章中的食谱。

额外信息：轻发漫饮食—— 一种替代方法

如果只是根据以往患者的常见经历就列出一份简洁的清单让你照搬，而不要求你在排除阶段和重新引入阶段付出努力，这当然是很诱人的。你可以在互联网上找到不少类似这样的一刀切式的饮食建议，但我不相信它们有用。不过，也有一种方法可以让你在不完全遵循步骤4到步骤8的情况下获得一些好处：轻发漫饮食能让你以另一种方式使用这些材料，建立你的个性化饮食。

正如你通过阅读本书所了解到的那样，我通常建议在开始时排除所有的发漫成分，然后再逐一添加回来，看看身体会发生什么。然而，对那些不想让自己的饮食发生重大变化的人，或者那些有固定饮食习惯的人来说，一次只排除一组发漫成分可能是一个更好的选择。不灵活的饮食习惯即使没有达到病态的程度，也会使排除饮食计划的执行变得困难。有些人在饮食方面不追求多样化的味觉感受。不止一个患者曾羞涩地承认："我吃东西就像一个五岁的孩子！"所有年龄段的人都可能有挑食者。

此外，有些人的饮食习惯不够灵活是因为他们选择了某种特定的饮食方式。例如，选择纯素食、蛋奶素食或原始饮食的人，将无法在该方案的排除阶段有效利用全部的低发漫食物。那些不是自己采购和准备食物的人，即使想遵守该方案可能也会有困难。而大部分时间都在餐馆、食堂或社区餐厅吃饭的人，可能也很难完全遵循排除阶段和重新引入阶段的方案。这时，替代方案——轻发漫饮食方案可能会有帮助。

下面的建议是针对那些可以在短时间内安全地限制自己饮食的人。如果你因严重的医疗、认知或精神状况而受到医生的照护，或者你已经患有营养不良，可能出现饮食失调，请停止阅读本书，并预约问诊以在饮食方面获得专业帮助。你可能需要放宽你的饮食，而不是限制它，所以一般的排除性饮食法（不仅仅是本饮食法）可能不适合你。让那些精通食物中发漫成分含量的人就食物、食谱和产品给你提供一些具体的建议，可能对你才是最有效的帮助。如果你是一个想要帮助肠易激综合征孩子的家长，并且你的孩子还处在焦虑中，请与儿科营养师合作来实施这些建议。

轻发漫饮食的策略

要想尝试轻发漫饮食，请考虑以下步骤。

- 回顾"发漫成分含量排名前 40 的食物"（第 32 页）。

- 对于这些高发漫食物，你吃的种类越多，分量越大，其中的某种食物就越有可能是问题所在。一般来说，是你经常吃的食物引发了你大多数时候的肠易激综合征症状，而不是每年只偶尔吃一次的那些食物。

- 把这一类食物圈出来，它们都是潜在的改变目标。用数字对这些食物进行排序，1 号就是你吃得最多的高发漫食物。你是否在犹豫要不要把你最喜欢的食物之一列为 1 号食物？勇敢一点吧！这个方案并不是要终生实行的，这只是一个短期的饮食试验，并且可能给你带来巨大的回报。

- 回顾一下"低发漫食物储藏柜"（第 87 页），为你的 1 号食物找一些替代品。例如，如果面包是 1 号食物，那么在实行轻发漫饮食法的几个星期内，酸面包、米饭和土豆可能就是合理的替代品。

- 使用下面的示例表，写下你的食物和症状记录。

- 在第 1 周，尽可能地少吃 1 号食物。只要有可能，就吃它的替代食物。监测你的症状，观察它们是否得到了缓解。

- 如果症状确实有所缓解，只要你想感觉好些，就坚持这种改变。如果症状没有缓解，就可以像往常一样继续吃 1 号食物。

- 接下来的第 2 周，把目标转向 2 号食物，只要这个过程对你有帮助，就继续往下进行。这里没有任何具体规则或指导方针，所以你可以按照你认为合适的方式"自由发挥"，或者听从你的营养专家的指导。

- 阅读本书的其他部分，了解关于减少发漫成分摄入量的风险和好处、使用低发漫食物清单的建议（低发漫食物储藏柜，第 87 页；低发漫原料清单，第 105 页），以及何时向注册营养师寻求帮助。

轻发漫饮食的食物和症状记录

排除的目标食物: _____

日期和时间	食用的食物及分量	症状

第三章

——

低发漫食谱

现在我们来到了本书最有趣的部分：低发漫食谱。你可以按照这些食谱烹饪美味，并且享用它们！本书中的每个食谱都适用于排除阶段。我想，知道这个消息的你一定很高兴。我选择的都是适合你与朋友、家人一起享用的菜肴，在大多数情况下，他们甚至不会注意到你准备的是低发漫菜肴。而且，你对做饭的热情很可能使他们印象深刻！虽然没有肠易激综合征的人不应该全面采用低发漫饮食法，但吃一种低发漫食物或一道低发漫菜肴不会对人体造成伤害。如果你的朋友、家人经常吃加工食品，和你一起吃饭还可以提高他们的饮食质量。

在重新引入阶段结束后，你如果已经确定哪些发漫成分不会困扰你，就可以修改相关食谱，使用常规的食材。例如，你如果知道自己没有乳糖不耐受症，就可以使用普通牛奶而非无乳糖牛奶；你如果发现自己耐受洋葱，就可以在菜肴中随意添加洋葱，或用等量的洋葱代替食谱中的其他蔬菜。当然，如果你发现自己必须长时间限制或避开某些发漫成分，那么本书可以成为你的长期饮食指南。

每位肠易激综合征患者对热量的需求各不相同，用的食材不同，因此菜肴的热量不同。当食谱中要求你使用牛奶或酸奶时，请根据自身热量需求选择合适的产品（脱脂牛奶、低脂牛奶或全脂牛奶）。另外，请注意，即使你按照食谱烹饪，但你食用的分量超标了，那么你的发漫成分摄入量也会超过推荐摄入量。

如果你有其他疾病、在服用某些药物或对某些食物过敏，就要请注册营养师帮你修改这些食谱。千万不要吃会让你过敏的食物，即使它出现在本书的食谱中。

调整标准食谱的方法

许多你喜欢的食谱都可以很容易地被改成低发漫版本。你要先确定食谱中哪些食物是高发漫食物，再弄清楚这些高发漫食物在食谱中的作用。有些高发漫食物可以省略、可以减量，或者用低发漫食物替代。

低发漫饮食的一个重要原则是避免在任何一餐中摄入大量发漫成分。你应该如何调整包含一种以上以粗体字显示的食物（详见第 87 页"低发漫食物储藏柜"）的标准食谱呢？在排除阶段，这样的食谱必须被完全禁止吗？不一定。下面的例子说明了如何修改标准食谱以降低发漫成分含量。

标准食谱和修改后的低发漫版本

标准食谱：黑豆莎莎酱	低发漫版本：田园莎莎酱
1 罐 (410 g) 加了烤大蒜的番茄丁	1 罐（410 g）烤有机番茄丁，或 $1\frac{3}{4}$ 杯新鲜番茄丁
$\frac{1}{2}$ 杯切碎的洋葱	$\frac{1}{2}$ 杯小葱葱绿切成的葱花
2 瓣大蒜，切碎	2 小勺大蒜风味橄榄油
1 杯煮熟的黑豆	1 杯黄甜椒丁
1 杯玉米粒	1 杯红甜椒丁
$\frac{1}{2}$ 杯新鲜香菜叶，切碎	不变
$\frac{1}{2}$ 小勺现磨黑胡椒粉	不变
$\frac{1}{2}$ 小勺盐（或根据个人口味而定）	不变
3 大勺新鲜青柠汁	不变

如上表所示，修改食谱时，用相同体积值的烤有机番茄丁或新鲜番茄丁代替加了烤大蒜的番茄丁（除非你用的是应季番茄，否则最好用烤番茄丁代替，因为它能为菜肴增添风味）；用等量的小葱葱绿切成的葱花代替洋葱；虽然油不是制作莎莎酱必需的食材，但你可以通过添加大蒜风味橄榄油来获取大蒜的味道；你还可以用等量的低发漫食材甜椒代替黑豆和玉米，以获得爽脆的口感和鲜艳的色泽。这款修改后的莎莎酱味道非常好，而且它是低发漫版本的。

你如果没有太多下厨经验，可能会担心去除高发漫食材后，食谱会不会出现问题。除了烘焙食品，只要你是用固体食材代替固体食材，用液体食材代替液体食材，大多数食谱修改后的效果都不错。所有的食谱都可以根据需要或你的意愿，调整或省略香料等调味品的用量。

下面列出了一些与发漫成分相关的替代品，你可以根据需要进行替换。

低发漫版本的替代品

食谱中要用的食材	替代品	小贴士
普通牛奶	其他等量的液体	• 对大多数人来说，首选应该是无乳糖牛奶，这种牛奶很常见，可以起到很好的替代作用，而且会最大程度使菜肴接近原本的味道和营养含量。 • 根据你的热量需求，你可以使用脱脂牛奶、低脂牛奶或全脂牛奶。从烹饪的技术层面上讲，你的选择并不会影响菜肴的最终效果，尽管有时候你可能更喜欢全脂牛奶的味道。 • 如果你不能喝牛奶，可以用大米奶或杏仁奶代替。
普通酸奶或酪乳	等量的无乳糖酸奶或开菲尔酸奶	• 无乳糖酸奶或开菲尔酸奶是普通酸奶或普通酪乳的良好替代品。
洋葱	韭菜、大葱葱绿或小葱葱绿，并根据洋葱的体积值添加适量低发漫蔬菜	• 需要双管齐下来取代食谱中洋葱的味道和体积。洋葱的味道可以由大葱葱绿、小葱葱绿或韭菜代替。等量的低发漫蔬菜可以弥补体积上的差异。例如，一个辣豆汤食谱要求使用 1 杯切碎的洋葱，那么你可以用1/4 杯小葱葱绿切成的葱花和 3/4 杯切碎的红甜椒，或任何其他体积总和相当于 1 杯的食材组合来代替。 • 一小撮阿魏粉（一种气味非常强烈的印度香料）也可以为菜肴添加些许洋葱的味道。
大蒜	弃用大蒜的同时，用等量的大蒜风味橄榄油替换食谱中原有的油	• 想要获得大蒜的味道不是难事，用大蒜风味橄榄油代替原食谱中部分或全部的油即可。即使原来的食谱中没有油，你也可以为了口味需要而添加大蒜风味橄榄油。 • 你可以在几乎所有的拌菜、沙拉、汤或炖菜中加入 1~2 小勺大蒜风味橄榄油，也不对菜肴产生什么负面影响。 • 在要求煸炒大蒜的食谱中，你只需在用油煸炒大蒜后，在添加其他成分之前将大蒜取出。你如果不太喜欢大蒜，则可以直接省略它。

（续表）

食谱中要用的食材	替代品	小贴士
蜂蜜或龙舌兰糖浆	100% 纯枫糖浆	• 蜂蜜或龙舌兰糖浆既有作为甜味剂的作用，在某些食谱中又是一种黏合剂。如果食谱不需要太多黏性，可以用 100% 的纯枫糖浆代替它们。不过，枫糖浆很容易烧焦，所以在烘烤或烹调时要小心观察食物。 • 你也可以用白砂糖作为甜味剂代替蜂蜜或龙舌兰糖浆，但你必须考虑到蜂蜜在食谱中体现的体积。1 杯蜂蜜大约等于 $1\frac{1}{4}$ 杯糖加上 $\frac{1}{4}$ 杯液体。 • 除非是有特殊设计，否则不要用甜菊糖代替烘焙食品中的甜味剂。甜菊糖可以用于增加思慕雪和其他饮料的甜度，每次只添加一滴，直到达到所需的甜度。把它当作甜味剂使用时，请根据需要减少用量。
开心果仁或腰果仁	等量的核桃仁、山核桃仁、杏仁或花生	• 所有的坚果都含有一些发漫成分，所以即使使用发漫成分含量较低的坚果，也要确保一道菜中只有 2 大勺（或更少）坚果。
普通面条、意大利面或通心粉	玉米、藜麦或大米做的面条	• 选择外形类似的玉米面条、藜麦面条或大米面条，这些面条的包装上通常标注"无麸质"。虽然低发漫饮食不要求食物是无麸质的，但只要其中没有额外的其他高发漫成分，许多市售的无麸质面条都是很好的替代品。
普通面粉	如用于增稠，可用玉米淀粉代替；要想获得酥脆的口感，请使用烤面包屑（第 198 页）代替	• 用于增稠时，可用 $\frac{1}{2}$ 大勺玉米淀粉或 1 大勺其他低发漫成分的粉类来代替 1 大勺普通面粉。 • 如果面粉是蛋糕、面包、饼干食谱中的主要原料，不要用低发漫成分的粉类代替；直接换用专门为使用替代粉类而开发的食谱，比如本书中的食谱。
肉类或鱼类	等量的能提供蛋白质的其他食物，包括植物性蛋白质食物	• 这一点从严格意义上说与发漫成分无关。在大多数食谱中，它们可以相互替代。例如，如果食谱中要求使用 1 磅猪肉末，你可以用等量的牛肉末或鸡肉末代替。如果食谱要求用 1 杯煮熟的鸡肉丁，你可以用 1 杯煮熟的牛肉丁、猪肉丁或鱼肉丁代替。你愿意的话，甚至可以用素食类的蛋白质代替，如 1 杯豆腐或大豆丹贝。只要记住肉类或鱼类在烹饪过程中会收缩大约 20%，并据此做相应的调整。

185

量取食材

正确地量取食材对成功做出菜肴至关重要。除非你是有超强视觉记忆力的出色厨师，否则烘焙时不要用目测的方式来估计食材的分量。你可以购买一套计量工具，包括量勺、用于量取固体食材的嵌套量杯和用于量取液体食材的不同规格的量杯。烘焙时更要注意，各种食材的比例必须准确，才能获得理想的结果。你要养成第一次烹饪时尽量遵循食谱要求的习惯，如果必须替换食材，请遵循前文中的提示，并尽可能准确地量取食材。

用量杯、量勺量取食材时，通常要把食材松散地装入其中，然后用刮板将冒尖的食材刮掉，使其顶部平整。如果把食材紧实地装在量杯或量勺里，或者让食材堆得很高，食材的分量就会不准确（红糖是个例外，红糖一般是按照压实后的体积测量），做出的菜肴也可能受到影响。

当你用量杯量取固体食材时，你要知道，1 杯食材的重量取决于该食材是什么，例如，1 杯黄油就比 1 杯早餐脆麦片重得多。

另外，由于面粉在包装和运输过程中可能结块，因此在量取前必须过筛，或者最好是用厨房秤来称重。

以下是一些有关量杯、量勺容积的换算。

1 杯 = 240 mL

1 大勺 = 15 mL

1 小勺 = 5 mL

$^1/_2$ 小勺 = 2.5 mL

$^1/_4$ 小勺 = 1.25 mL

基础酱汁和调味料

很多烹饪书都习惯把这部分内容放在后面讲，但是我们要学的是不能使用洋葱、大蒜、全脂牛奶、中筋面粉的低发漫菜肴，而这些基础类的食谱受到的影响是最大的。此外，其他烹饪书大都要求使用市售的酱汁和调味料，想要找到它们的低发漫版本可能很困难。因此，本章就从酱汁和调味料开始讲起，让它们来为你的低发漫菜肴添加色彩和味道。

＜意大利风味油醋汁＞

自制的油醋汁由于不含乳化剂，所以很快就会出现油水分离现象。因此，不要将这道油醋汁单独盛出置于餐桌上，而是在食用前再将它倒入沙拉并拌匀，以达到最佳效果。

原料（可做 $1/2$ 杯，足够拌 8~12 杯沙拉）

$1/4$ 杯大蒜风味橄榄油　　　　　　$1/2$ 小勺盐

$1/4$ 杯意大利香醋　　　　　　　　$1/4$ 小勺现磨黑胡椒粉

1 小勺白砂糖

做法

将所有原料放在一个小碗中，搅拌至白砂糖和盐溶化。可立即食用，也可密封后冷藏保存，但保存时间不宜超过 4 天。

＜蓝纹奶酪沙拉酱＞

这款沙拉酱搭配鸡肉菠菜沙拉（第 230 页）味道就很好。如果没有无乳糖酸奶油，可以使用无乳糖全脂酸奶或含糖量极低的普通酸奶油，注意，要将每餐的摄入量限制在 2 大勺以内。

原料（可做 1 杯，足够拌 10 杯沙拉）

$^1/_3$ 杯戈贡佐拉奶酪碎 $^1/_3$ 杯无乳糖酸奶油

$^1/_3$ 杯蛋黄酱   1 大勺新鲜柠檬汁

做法

将所有原料放在一个小碗中，搅拌均匀。密封后冷藏保存，食用前取出即可。

< 烟熏风味牧场沙拉酱 >

添加奇亚籽可以增加这款沙拉酱的黏稠度，同时也增加了营养。

原料（可做 $^3/_4$ 杯，足够拌 12~18 杯沙拉）

$^1/_4$ 杯蛋黄酱   1 小勺白砂糖

$^1/_4$ 杯无乳糖酸奶油 $^1/_2$ 小勺盐

1 大勺大蒜风味橄榄油 $^1/_4$ 小勺烟熏甜椒粉

2 大勺新鲜青柠汁   1 小勺奇亚籽（可选）

做法

将所有原料放在一个小碗中，搅拌至白砂糖和盐完全溶解。密封后冷藏 30 分钟即可食用。

< 柠檬法式沙拉酱 >

这个食谱改编自我祖母收藏的烹饪书中的一个古老食谱，按照它制作出来的沙拉酱，加在任何水果或蔬菜沙拉中都很美味。如果用搅拌机而不是手动搅拌，这款酱可以持续一个多小时不分层。我还喜欢用榨汁机榨取新鲜的柠檬汁，你如果不喜欢榨汁，可以使用瓶装的有机柠檬汁，虽然它的味道比不上新鲜柠檬汁。

原料（可做 $^1/_2$ 杯，足够拌 8~12 杯沙拉）

$^1/_4$ 杯新鲜柠檬汁　　　　　$^1/_2$ 小勺芥末粉

3 大勺橄榄油　　　　　　　　$^1/_2$ 小勺甜椒粉

1 大勺大蒜风味橄榄油　　　　$1^1/_2$ 小勺白砂糖

$^1/_2$ 小勺盐

做法

将所有原料放在食品搅拌机或一个小碗中搅打均匀，并立即食用。

剩余的沙拉酱可密封在玻璃罐中冷藏起来，可保存 4 天。如果其中的橄榄油在冷藏过程中分层并凝固，可以在食用前将玻璃罐提前取出，让它恢复室温，或者将罐子放在温水中。食用前，用力摇晃玻璃罐或将沙拉酱搅拌均匀。

＜罗勒青酱＞

你可以借助沙拉脱水器，将新鲜罗勒叶洗净并脱水甩干，这样作为青酱主原料的罗勒叶就可以很快准备好了。做好的罗勒青酱可以涂在去骨去皮的鸡胸肉或鱼上，放入烤箱烘烤，也可以拿来拌意大利面（冷热皆可）。

原料（可做 $2^1/_2$ 杯）

$^1/_4$ 杯水　　　　　　　　　　4 杯压实的新鲜罗勒叶

$^1/_2$ 杯松子仁　　　　　　　　1 杯帕玛森干酪碎

1 杯大蒜风味橄榄油　　　　　$1^1/_2$ 小勺盐

做法

将水和松子仁一起放入食品搅拌机搅打研磨，直到松子仁被打碎。将机器转速调至中高速，分3次放入大蒜风味橄榄油和罗勒叶，搅打均匀，直至混合物呈现类似沙子的质地。如果你的搅拌机有搅拌棒，可根据需要用它将罗勒叶推向刀片。加入帕玛森干酪碎和盐，改用低速搅拌，直到混合均匀。

可以冷藏保存，也可以分成小份冷冻保存、以便以后享用。冰格或罐头瓶很适合用来分装。

< 香菜辣椒薄荷酱 >

这款酱料非常适合搭配咖喱，也可以作为一种调味品来提升烤鱼或烤鸡的风味。

原料（可做1杯）

1个小的新鲜青辣椒或红辣椒，切碎	$1/4$ 杯橄榄油
1大勺生姜末	1小勺白砂糖
2大勺水	1小勺盐
3大勺新鲜青柠汁（来自1个大青柠）	2杯压实的新鲜香菜叶
2大勺核桃仁	1杯压实的新鲜薄荷叶

做法

将辣椒碎、生姜末、水、青柠汁、核桃仁、橄榄油、白砂糖和盐放入食品搅拌机，高速搅打，直至打成泥状。在机器运转的情况下，把香菜叶和薄荷叶一把一把地放进搅拌机，期间注意不要让搅拌机内的混合物溅出。继续搅打，直至混合物变成糊状。冷藏保存，也可以分成小份冷冻保存。

< 低发漫牛骨汤 >

这款汤做起来很简单，而且味道很好。你在当地肉店买到的任何牛骨都可以用来做这道汤。当然，肉多的牛骨更好，但不是必需的。

原料（可做 8 杯）

1000 g 牛骨（牛颈骨、牛膝骨或牛腿骨）

1 个小的洋葱，分切成 4 块

1 瓣大蒜

2 大勺橄榄油

2 根胡萝卜，切块

10 杯水（也可加些烤盘里的汤汁）

1 片月桂叶

10 粒花椒

1 小勺盐

1 大勺减盐酱油

做法

将烤箱预热至 200 ℃，将牛骨放入烤盘，烤 1 小时。

取一口汤锅，开中火加热，倒入橄榄油，放入洋葱和大蒜翻炒。当洋葱呈现半透明的状态时，将洋葱和大蒜从锅中取出，将底油留在锅中。

锅中加入牛骨、烤盘里的汤汁、胡萝卜、水、月桂叶、花椒、盐和减盐酱油，大火煮沸，然后转小火，不加盖炖 1.5~2 小时，直到汤汁减少约 20%。根据需要撇去表面的浮沫。

把汤汁晾到不烫手的程度后，用漏勺取出其中的骨头和其他固体物，或将汤汁过筛。只留汤汁，固体物不用。做好的牛骨汤可立即食用，或盖好冷藏，可保存 3 天。冷冻的话，可保存 2~3 个月。当汤汁冷却后，你可以很容易地从顶部去除凝固的脂肪。

< 低发漫鸡汤 >

市售汤汁几乎总是含有洋葱、大蒜或其他高发漫食材。而我们要做的这个汤虽然也有大蒜的风味，但它通过在加水之前去除洋葱和大蒜，从而减少了发漫成分。永远不要浪费鸡骨头！即使是吃完烤鸡后剩下的骨架，也可以留下来做成鲜美的汤。

原料（可做 8 杯）

1 个小的洋葱，分切成 4 块　　　　1 只烤鸡的骨架，包括骨头和皮

1 瓣大蒜　　　　　　　　　　　　10 杯水（也可加些烤盘里的汤汁）

2 大勺橄榄油　　　　　　　　　　10 粒花椒

2 根胡萝卜，切块　　　　　　　　1 小勺盐

1 片月桂叶　　　　　　　　　　　1 大勺减盐酱油

做法

取一口汤锅，中火加热汤锅，倒入橄榄油，放入洋葱和大蒜翻炒。当洋葱呈现半透明状态时，将洋葱和大蒜从锅中取出，将底油留在锅中。

锅中加入鸡骨架、胡萝卜、水和烤盘内的汤汁（如果有的话）、月桂叶、花椒、盐和减盐酱油，大火煮沸后转小火，不加盖炖 1.5~2 小时，直到汤量减少约 20%。

把汤汁晾到不烫手的程度后，用漏勺取出其中的固体物，或将汤汁过筛。只留汤汁，固体物不用。做好的鸡汤可立即食用，或盖好冷藏，可保存 3 天。冷冻的话，可保存 2~3 个月。当汤汁冷却后，你可以很容易地从顶部去除凝固的脂肪。

< 调味盐 >

香料的味道会随着时间的推移逐渐变淡，所以购买香料要适量，不要一次性买太多。把盐粒、胡椒粒、香料等一起放进研磨瓶现磨，可以将各种味道完美地结合起来。这种调味盐撒在任何食物上都会很美味。

原料（可做 5 大勺）

1 大勺颗粒中等大小的盐   1 大勺芥末籽

1 大勺整粒黑胡椒   1 小勺红辣椒片

1 大勺香菜籽

做法

将所有原料放在一个小碗中，搅拌均匀后放入胡椒研磨瓶。将胡椒研磨瓶放在餐桌上，根据需要，将调味盐随时现磨，撒在你喜欢的菜肴上。

< 墨西哥风味塔可调味料 >

这款万能调味料十分适合搭配墨西哥肉卷或墨西哥式米饭，也可以作为烤牛排或烤鸡的调味料。制作调味料时，请使用纯正的安秋辣椒粉，不要使用含大蒜的调味辣椒粉。2 大勺塔可调味料可用于 450 g 的熟牛肉碎或火鸡肉碎：把它撒在肉上，拌匀，再加入 $\frac{1}{4}$ 大勺的水，然后开小火加热，并简单搅拌几下，直到汤汁变稠。

原料（可做 $\frac{3}{4}$ 杯）

$\frac{1}{4}$ 杯玉米淀粉 $\frac{1}{4}$ 杯安秋辣椒粉

2 大勺孜然粉   1 小勺烟熏甜椒粉

2 小勺盐

做法

　　将所有原料混合均匀，储存在密封容器中。虽然这款墨西哥风味塔可调味料保质期较长，但为了获得最佳的味道，请在 6 个月内食用完毕。

< 大蒜风味橄榄油 >

　　这是一种既能尝到大蒜风味又不会让你感到腹痛的美味。你可以将它作为烹饪用油或调味用油，来调整任何需要大蒜的标准食谱。但请注意，由于没有经过商业加工处理，这种自制油或用它制作的任何食物都应在 4 天内食用完毕或冷冻保存，以避免严重的食源性疾病的发生。

原料（可做1杯）

1 杯加 1 小勺特级初榨橄榄油　　　8 瓣大蒜

做法

　　在一口小的深口锅中，用中火加热橄榄油和大蒜，直到大蒜开始发出咝咝声，油面上出现绵密的小气泡。转小火慢炸，直到大蒜变软，大约用时 10 分钟。

　　让它冷却几分钟，然后取出大蒜，将油盛装好并盖紧盖子，放入冰箱冷藏，最多可保存 4 天。

　　注意：如果不马上食用此油，可将其倒入冰格中，冷冻成块后再转移到密封容器中冷冻保存，这样可以保存 2~3 个月，需要时再解冻即可。

< 活力番茄酱 >

　　这款番茄酱没有果葡糖浆，没有洋葱，没有大蒜，但有活力满满的番茄味道。如果番茄正当季，可以用 $1^3/_4$ 杯成熟的新鲜番茄丁代替 1 罐罐装番茄。这款自制番茄酱不含防腐剂，因此它不像市售番茄酱那样可以在冰箱里保存几个月，它只能冷藏保存4天。或者，你还可以将其分成小份冷冻（冰格很好用），以便以后享用。

原料（可做 1¹⁄₃ 杯）

1 罐（410 g）番茄丁 　　　　　 ¹⁄₃ 杯苹果醋

1 大勺大蒜风味橄榄油 　　　　 ¹⁄₄ 小勺烟熏甜椒粉

1 个小的红辣椒，新鲜的或干　　¹⁄₄ 小勺多香果粉

制的均可，切碎 　　　　　　　 ¹⁄₈ 小勺丁香粉

¹⁄₃ 杯白砂糖 　　　　　　　　　 ¹⁄₂ 小勺盐（可根据需要添加）

做法

在一个3L左右的锅中，将所有原料（包括番茄的汁液）混合。用中高火将混合物煮沸，然后转为小火，不加盖煮约1小时。关火，静置30分钟，或直到番茄酱冷却到不烫手的程度。将番茄酱转移到食品搅拌机中，打成泥状，呈光滑细腻的状态。

将番茄酱储存在玻璃罐中，盖紧盖子，放在冰箱里冷藏，最多可保存4天，或冷冻保存2~3个月。

< 意大利红酱 >

这是一款质地浓稠的多功能酱料。它很容易制作，可以和米饭、玉米粥、无麸质意大利面、鸡肉、鱼肉搭配食用。在这款酱料中加450 g熟牛肉碎或火鸡肉碎，即可制成简易肉酱。

原料（可做 5¹⁄₄ 杯）

4 大勺橄榄油或大蒜风味橄榄油 　　　1 大勺干罗勒

1 把小葱（只取葱绿部分），切碎 　　1 大勺干牛至

1200 g 新鲜番茄丁或罐头番茄丁   1 大勺白砂糖

$^1/_2$ 小勺盐（可根据需要添加）

做法

在一个 4 L 左右的锅中，开中火，加橄榄油和小葱翻炒 3 分钟。加入其他原料（包括番茄的汁液），盖上锅盖，用中高火将酱汁煮沸。转小火，炖煮约 30 分钟。

可立即食用，或密封冷藏保存，时间不超过 4 天。

< 姜味花生酱 >

这款酱料非常适合和越南春卷（第 211 页）以及烤鸡肉搭配食用。几乎所有加了这款酱料的食物都很受孩子的欢迎。量取纯天然花生酱前，一定要先将它搅拌均匀。没用完的椰奶可以冻在冰格里，用来做思慕雪。

原料（可做1杯）

6 大勺纯天然花生酱   1 大勺新鲜生姜末

2 大勺减盐酱油   2 小勺白砂糖

$^1/_2$ 杯罐装椰奶   1 小勺烤芝麻油或辣芝麻油

做法

将所有原料放在一个中等大小的碗中，用力搅拌，直至混合均匀。做好请马上食用。

剩余的花生酱可以放在密闭容器中冷藏保存，时间不超过 4 天。食用时应提前取出，待其达到室温再食用。

< 菠萝照烧酱 >

按照这个配方做出的酱料可以腌制 450~900 g 的牛排、三文鱼或去骨鸡肉。

原料（可做1杯）

$^1/_4$ 杯减盐酱油　　　　　　　　1 大勺米醋

$^1/_2$ 杯压碎的菠萝，带汁　　　　1 大勺生姜末

1 大勺烤芝麻油或辣芝麻油　　　2 大勺红糖

1 大勺大蒜风味橄榄油　　　　　$^1/_4$ 小勺红辣椒片（可选）

做法

在一个大碗中，将所有原料搅拌在一起，制成酱料。再加入牛排、三文鱼或鸡肉，在酱料中翻拌均匀，并放入冰箱腌制 10 小时。也可将酱料倒入一个带拉链的保鲜袋中，将牛排、三文鱼或鸡肉一起放入袋中腌制。

准备好烤架，将牛排、三文鱼或鸡肉从酱料中取出，进行烘烤。如果需要的话，还可以将酱料倒入小锅中，将其煮沸，再继续熬煮 2~3 分钟，直到酱料略微变稠。在烘烤的过程中，可多次将煮过的酱料刷在牛排、三文鱼或鸡肉上。用过的酱料不可重复使用，请弃用剩余酱料。

< 烤面包丁 >

正宗的酸面包不含防腐剂，它比市售的普通面包更容易变质。因此，这是一种对剩余酸面包再利用的好方法。如果你不吃麸质食品，用低发漫的无麸质面包代替酸面包即可。这道烤面包丁制作简单，如果你想一次做出翻倍的量也可以，最好是再多加一个烤盘同时来烤，这样烘烤时间就可

以保持不变。如果你愿意，还可以用市售的大蒜风味橄榄油来代替特级初榨橄榄油，但由于食品安全问题，不要在这个配方中使用自制的大蒜风味橄榄油。

原料（可做 5 杯）

2 大勺熔化的黄油	$^1/_4$ 小勺盐
2 大勺特级初榨橄榄油	$^1/_4$ 小勺现磨黑胡椒粉
5 杯剩余的酸面包，切成 1 cm	$^1/_4$ 小勺禽类香料

见方的小块

做法

将烤箱预热至 125℃。

将面包丁放到一个大碗中，将橄榄油和熔化的黄油淋在面包丁上，将盐、黑胡椒粉和调味料均匀地撒在面包块上，搅拌均匀。

将面包丁均匀地铺在烤盘上，烘烤 20 分钟。取出烤盘，将面包丁翻拌一下，再将烤盘放回烤箱，继续烤 20 分钟。关闭烤箱，稍微打开一点烤箱门，让面包丁冷却到室温。

待面包丁冷却好，将其转移到一个密封容器中。要确保冷却后的面包丁完全干燥，以防止其在储存的过程中结块。

< 烤面包屑 >

本书中的几道食谱都用到了烤面包屑，它做起来很简单，用剩余的酸面包或无麸质面包直接制作即可。

原料（可做 1$^1/_3$ 杯）

230 g 剩余的酸面包片或低发漫无麸质面包片

做法

烤箱预热至 125 ℃。

在烤盘上放烤网，将面包片铺在烤网上，将烤盘放入烤箱，将面包片烘至干燥，大约 20 分钟。关闭烤箱，稍微打开一点烤箱门，让面包冷却到室温。用手将烤面包片掰成小块，分批放入食品搅拌机打碎，直到呈现类似粗沙粒的质地。

要让烤面包屑完全冷却以防发霉，然后储存在密封的容器中，最多可保存 1 个月。

早餐

< 魔力思慕雪 >

思慕雪快手、美味、便携。当不能在家里放松地享用早餐时，我的许多患者都会在上班路上或工作时喝思慕雪。思慕雪作为加餐也很受欢迎。如果你难以从饮食中获得足够的水果、蔬菜或蛋白质，那么口感顺滑、易于消化的思慕雪，也许可以给你提供所需的营养。

做好准备工作是快速制作思慕雪的关键，在新的一周开始之前，请准备好所有的原料。

• 用水、柠檬水或苏打水制作冰块，将其储存在密闭容器中，便于取用。

• 准备水果并冷冻保存，或直接购买冷冻水果。

• 准备蔬菜并冷藏保存。

• 将新鲜的生姜和姜黄去皮、剁碎，分成小份，用锡纸包好，冷冻保存。

• 将思慕雪原料和你需冷藏的营养补充剂放在冰箱的同一层上。

食品搅拌机中必须有足够的液体，刀片才能自由转动，因此要确保液体、冰块和水果的用量，这是做好所有思慕雪的基础。至于其他原料，你可以根据自己的喜好和营养需求选择。

避免在思慕雪中添加过多的发漫原料。不要把水果的量加倍，下表中以粗体字显示的原料的总量必须控制在 2 份以内。例如，你可以用 $^1/_2$ 杯水果（1 份粗体字原料），加上 1 大勺奇亚籽（$^1/_2$ 份粗体字原料），加上 1 大勺花生酱（$^1/_2$ 份粗体字原料）。

思慕雪基本原料（可做 $1^3/_4$~2 杯）

原料	具体选择	小贴士
液体：共 $^3/_4$ 杯	$^1/_4$ 杯水再加 $^1/_2$ 杯以下液体（任选 1 种）： 水、无糖杏仁奶、无糖大米奶、无糖米浆、无糖豆乳、无乳糖原味酸奶、无乳糖原味开菲尔酸奶	• 如果选择豆乳，必须用大豆蛋白制成的豆乳，不能用全豆豆乳。
冰块：$^1/_2$ 杯	任选 1 种： 冰块、柠檬味冰块、苏打水味冰块、**椰奶或椰浆冰块**	• 如果有增重需求，可以选择用椰奶或椰浆冰块。
水果：$^1/_2$ 杯	任选 1 种或多种： **香蕉、蓝莓、树莓、草莓、菠萝、葡萄、哈密瓜、白兰瓜、橙子（或橙汁）、猕猴桃、木瓜**	• 如果你想让思慕雪质地浓稠，就使用冷冻水果。 • 可以提前准备冷冻香蕉：将香蕉去皮，切成小块，放在密闭容器中冷冻。$^1/_2$ 个小香蕉大约就是 $^1/_2$ 杯。

（续表）

原料	具体选择	小贴士
蔬菜：1把	任选1种或多种： 菠菜、羽衣甘蓝、芥蓝、卷心菜、胡萝卜、黄瓜、生菜、贝贝南瓜（熟的）	• 如果你刚开始尝试思慕雪，可以先不放蔬菜。放了蔬菜的思慕雪的味道可能令你一时难以接受，你可以加一点儿甜味剂，如甜菊糖或**纯枫糖浆**。
风味食材	任选1种或多种： 1小勺新鲜生姜、$\frac{1}{2}$小勺新鲜姜黄、1大勺柠檬汁、1大勺苹果醋	• 这些食材不仅可以提升风味，对健康也有好处。 • 你可以提前将少量生姜和姜黄去皮、切碎并冷冻保存。
油：1小勺	任选1种： 菜籽油、亚麻籽油、核桃油、椰子油	• 最好选择冷榨或压榨的、未经精炼的油，这样的油品质更好。需要放入冰箱冷藏保存。这些榨取自坚果和种子的油对素食者尤其有好处。 • 如果你需要增重，可以将油的分量增加到1大勺。 • 如果你无法正常吸收脂肪或对脂肪不耐受，可以试试椰子油。

　　按照思慕雪基本原料表的推荐用量，将你选择的液体、冰块、水果、蔬菜（可选）、风味食材和油放入食品搅拌机，用高速搅拌，直到呈现均匀的泥状质地。如果搅拌机的刀片不能带动食材，请额外添加一些液体。

如果你的搅拌机有搅拌棒，可以根据需要使用它。你还可以根据需要添加思慕雪附加原料，用中速短暂搅拌，直到原料混合均匀。在你吃粉末状或液体营养补充剂时，思慕雪可是把它们快速变成美味的最简单的方法。

思慕雪附加原料

原料	具体选择	小贴士
提供膳食纤维的食物：1~2 大勺	任选 1 种：**奇亚籽、米糠、燕麦麸皮、洋车前子壳粉**	· 如果你不习惯一次吃 1 大勺膳食纤维类食物，可以从 $1/2$ 小勺开始，再根据你的接受度增加用量。
提供蛋白质的食物	任选 1 种：1 份无糖糙米粉、1 份不加糖的 99% 无乳糖的乳清粉、1 份无糖蛋白粉、$1/2$ 杯无乳糖农家干酪、$1/4$ 盒北豆腐	· 使用甜菊糖作为甜味剂的蛋白粉是可以选择的。
其他	任选 1 种：**2 大勺花生酱、2 大勺杏仁酱、2 大勺葵花子仁、2 颗巴西坚果仁**	· 将巴西坚果仁放在水中浸泡一晚，浸泡用的水倒掉不用。
营养补充剂	益生菌补充剂、维生素或矿物质补充剂、植物精油或植物提取物	· 有关服用营养补充剂的具体建议，请向你的保健医生咨询。

< 黄金法式吐司 >

再喜欢睡懒觉的人也会因为抵挡不住黄金法式吐司的诱人香味而起床吃早餐。上桌时，可以在吐司上加上黄油、纯枫糖浆、糖粉或新鲜水果。你还可以一次做出两倍的量，以便在工作日的早晨简单加热一下就可食用。

原料（可做 4 份）

4 个大的鸡蛋	230 g 酸面包片或低发漫无麸质面包片
$^1/_2$ 杯无乳糖牛奶	1 小勺肉桂粉
1 小勺香草精	1 大勺黄油（如果需要，可以多加一些）

做法

在一个 23 cm×33 cm 的烤盘中，将鸡蛋、无乳糖牛奶和香草精混合均匀。将面包片浸泡在鸡蛋牛奶混合物中，并撒上肉桂粉。

取一口较大的铸铁锅或不粘锅，开中火，放入 1 小勺黄油，使其熔化。当黄油冒泡时，在锅中铺一层面包片，煎到面包片的底部呈金黄色，用时约 2~3 分钟。将面包片翻面，另一面也煎至金黄色。煎好的吐司，中心应略微鼓起。使用剩余的黄油和面包片继续完成同样的操作。

做好的黄金法式吐司可以趁热吃，也可以放在预热至 100 ℃的烤箱里保温，直到全部做好后再取出食用。

< 蜂鸟麦芬 >

蜂鸟蛋糕是一道把香蕉、菠萝和肉桂组合在一起的流行甜点。我们这个版本是以麦芬的形式出现的，它有一层轻盈的酥顶，非常适合当作早餐或者装入便当盒留作午餐。

原料（可做 6 个）

1 个大的鸡蛋	$^1/_4$ 杯压实的红糖
$^1/_4$ 杯无味植物油	$^1/_4$ 杯压碎的菠萝，沥干汁水
$^3/_4$ 杯熟透的香蕉，碾成泥状	1 大勺奇亚籽
$^1/_4$ 杯（25 g）高粱粉	$^1/_2$ 杯（55 g）超细糙米粉

2 大勺木薯淀粉　　　　　　1 大勺玉米淀粉

1 大勺竹芋粉　　　　　　　2 小勺泡打粉

$1/4$ 小勺盐　　　　　　　　　1 小勺肉桂粉

$1/4$ 杯核桃仁　　　　　　　　适量喷雾油

1 大勺粗砂糖

做法

在一个大碗中，将鸡蛋、红糖、油、菠萝和香蕉搅打在一起。将奇亚籽撒在鸡蛋混合物上，搅拌均匀。再加入高粱粉、糙米粉、木薯淀粉、玉米淀粉、竹芋粉、泡打粉、盐和肉桂粉，大力搅拌，直到形成浓稠的面糊。拌入核桃仁，让面糊静置 15 分钟。

将烤箱预热至 175℃。取一个 6 连麦芬蛋糕模，喷上喷雾油。

再次搅拌一下面糊，然后把它分别倒入各个麦芬蛋糕模里。在每个麦芬面糊的顶部撒上粗砂糖。放入烤箱，烘烤 25~30 分钟，烤至麦芬定型即可。从烤箱中取出蛋糕模，让麦芬在蛋糕模中冷却片刻，然后从中取出，放在架子上完全冷却。之后可立即食用，如果储存在密闭容器中，可冷藏保存 1 天，或冷冻保存 6 个月。

注意：如果你是烘焙新手，一定要遵循食谱中所要求的面粉和淀粉的类型，否则最后的结果可能跟你的期望相差甚远。面粉在包装和运输过程中会出现结块，在用量杯、量勺量取前一定要给面粉过筛，或者使用秤来称重。

< 红薯杂烩 >

红薯杂烩是在早餐时吃蔬菜的好方法！这道菜作为周末晚餐也很合

适。在它上面加一个水煮蛋或煎蛋，就可以作为完整的一餐。

原料（可做 4 份）

1 个中等大小的（约 340 g）带皮红薯　　2 大勺大蒜风味橄榄油

1 个小的（约 340 g）夏南瓜，切丁　　1 个小的洋葱，切片

10 个中等大小的（共约 225 g）樱桃　　$^1/_2$ 杯小葱葱花，只取葱绿部分
萝卜，切碎

做法

在红薯身上扎些孔，放入微波炉高火加热 4~6 分钟，直到可以轻松地用叉子插入红薯。红薯冷却到不烫手时，将其分切成一口大小的小块，放在一边备用。

在一个大平底锅中倒入油，开中火加热。加入洋葱，将其翻炒至透明，然后取出洋葱弃用，只留锅内底油。

将夏南瓜和樱桃萝卜倒入锅内，翻炒 3 分钟。加入红薯块稍稍翻炒，将混匀的蔬菜混合物在锅底摊开，等大约 8~10 分钟，直到蔬菜混合物的底部颜色变得金黄。用铲子将其从锅底部铲松，小心翻面，再煎 5 分钟。之后用葱花装饰，立即上桌。

开胃菜、配菜和小食

< 加州拌饭 >

这道美食可以直接趁热吃，也可以加入一些煮熟的鸡肉，放进午餐盒，去工作或上学时当午餐吃。番茄干的口感应该是微微湿润、有嚼劲的，如果你的番茄干又硬又干，可以将其在沸水中浸泡一会儿，量取前再沥干水

分并切成细丝。

原料（可做 8 份）

2 杯香米

1 小勺盐

3 杯水

1 大勺磨碎的柠檬皮

$^1/_4$ 杯新鲜柠檬汁（榨取自 1 个

大柠檬）

$^1/_4$ 杯核桃仁

$1^1/_4$ 杯青刀豆，切成豌豆粒大小

$^1/_4$ 杯特级初榨橄榄油

$^1/_2$ 杯番茄干，切丝

$^1/_4$ 杯新鲜欧芹或罗勒，切碎

$^1/_2$ 小勺现磨黑胡椒粉

做法

在一个中等大小的锅中，将香米、盐和水混合均匀。盖上盖子，用大火煮沸，再转小火，蒸煮 20 分钟。关火，打开锅盖，搅拌一下，再盖上锅盖，用余温让米饭继续蒸 10 分钟。

在一个大碗里，将其余原料混合均匀，然后加入热米饭中拌匀。趁热吃或放凉吃都可以。

< 简易卡普里沙拉 >

选用不同颜色的樱桃番茄制作这道沙拉时，成品显得尤其吸引人。

原料（可做 8 份）

225 g 大小适口的新鲜马苏

里拉奶酪球，沥干水分

280 g 樱桃番茄，一切为二

8 个卡拉马塔橄榄，去核，

一切为二

1 大勺意大利香醋

$^1/_4$ 小勺盐

$^1/_4$ 小勺现磨黑胡椒粉（也可以

再多备一些，供上菜时装饰用）

2 大勺特级初榨橄榄油

$^1/_3$ 杯新鲜罗勒叶，粗略切碎

做法

在一个中等大小的碗中，将罗勒以外的所有原料混合在一起。在食用前，加入罗勒搅拌。装入盘中，如果需要的话，还可以加现磨的黑胡椒粉装饰一下。

< 快手莎莎酱 >

这款新鲜制作的莎莎酱味道鲜美，用途广泛。它可以作为蘸料搭配墨西哥薄饼，也可以作为调味料搭配素汉堡包或烤鸡。如果番茄不是应季的，可以将原料中的 2 杯成熟番茄替换为 1 罐（410 g）番茄丁罐头。

原料（可做 2$^1/_4$ 杯）

2 杯成熟番茄，切碎

2 大勺新鲜香菜叶，切碎

3 根小葱的葱绿部分，切葱花

1 小勺大蒜风味橄榄油

$^1/_4$ 小勺盐（如果需要，可以多加一些）

2 大勺新鲜青柠汁（榨取自 1 个青柠）

做法

在一个中等大小的玻璃碗或陶瓷碗中，将所有原料搅拌在一起。盖上盖子并冷藏几个小时，让食材的味道充分融合。

吃莎莎酱的时候，冷吃热吃都可以。如果放冰箱冷藏，最多保存4 天。

< 冰箱腌菜 >

这款腌制的美味，只需几个小时就能做好。腌酸黄瓜用的柯比黄瓜比做沙拉用的普通黄瓜个头更小、表皮更粗糙，而且不经打蜡处理。用同样的方法也可以轻松地腌其他蔬菜，比如切成细丝的胡萝卜、樱桃萝卜、整根四季豆、辣椒。

原料（可做1L）

4 杯切片或切丝的蔬菜，如柯比黄瓜、胡萝卜、樱桃萝卜、四季豆	1 小勺盐
	1 大勺白砂糖
8 根新鲜莳萝	$1^1/_4$ 杯苹果醋
2 小勺芥末籽	$^3/_4$ 杯水

做法

将蔬菜分别装入两个 500 mL 的玻璃罐，压实。摇晃玻璃罐，使蔬菜在瓶中分布均匀。在每个玻璃罐中分别塞入 4 根莳萝，再各加入 1 小勺芥末籽。

在一个小锅中，将盐、白砂糖、苹果醋和水混合，直到盐和糖充分溶解。将锅内液体混合物加热至沸腾，然后小心地将混合物平均倒入两个玻璃罐中。如果玻璃罐没被填满，加入足量的开水将其填满。

让其冷却。当玻璃罐冷却到不烫手时，加盖盖紧。食用前，请将腌菜放入冰箱冷藏至少 3 个小时，或最长 1 周。

< 脆嫩烤薯角 >

用水浴法烤土豆是使其从内到外均完美烤透的秘诀。你也可以用其他风味的橄榄油来调整这个配方，如柠檬风味橄榄油或蘑菇风味橄榄油。

原料（可做6份）

900 g 更适合烘烤的褐皮土豆，不去皮，切成 2 cm 长的楔形条	1 小勺意大利混合香料
	$1^1/_4$ 杯沸水

1 大勺大蒜风味橄榄油

$^1/_4$ 小勺盐

$^1/_4$ 小勺现磨黑胡椒粉

适量新鲜香草，如莳萝或欧芹，用于装饰（可选）

做法

将烤箱预热至 225 ℃。

将土豆条放在一个深约 2 cm 的烤盘中，淋上橄榄油，搅拌均匀，使每根土豆条都沾上油，再将它们聚拢到一起，在上面撒上盐、黑胡椒粉和意大利混合香料。将土豆条摊开，铺成单层，切面朝下。绕着土豆条向烤盘中倒入 $^3/_4$ 杯沸水，避免将土豆条上的调味料洗掉。

烘烤 30 分钟，然后从烤箱中取出烤盘，将土豆条翻面，并向烤盘中加入剩余的 $^1/_2$ 杯水。将烤盘放回烤箱，再烤 45~60 分钟，直到土豆条表面呈金黄色，边缘有些酥脆，内部松软。如果需要的话，还可以用新鲜香草做装饰，然后立即上桌。

＜辣味鹰嘴豆泥＞

根据你的喜好，你可以让鹰嘴豆泥保持粗粒的质地，也可以把它打成细腻的泥状。食谱中用到的是罐头装鹰嘴豆，因为当它们被沥干时，其发漫成分含量比现煮鹰嘴豆的要低。如果你不知道你买的辣椒有多辣，在使用之前，可以先尝一点。如果你喜欢更辣的口味，也可以用辣芝麻油代替普通芝麻油。

原料（可做 1$^3/_4$ 杯）

1 罐（约 430 g）鹰嘴豆罐头，洗净沥干

1 小勺孜然粉

$^1/_2$ 小勺盐

3 大勺水

2 大勺新鲜柠檬汁（榨取自
1 个小柠檬）

2 大勺花生酱

3 大勺大蒜风味橄榄油

2 小勺芝麻油（如果需要，可以
上菜时再多加一些）

1 个新鲜的小辣椒，去籽，切碎

2 大勺新鲜香菜，切碎（如果需要，
可以上菜时再多加一些）

做法

在食品搅拌机中，倒入除香菜以外的所有原料。先用低速研磨，然后换高速搅拌，直到达到理想的质地。如果有必要，可多加一些水，每次加1 小勺，以让鹰嘴豆泥在搅拌机中能转动得开。最后加入香菜。

将做好的鹰嘴豆泥转移到一个盘子里，如果需要，可以再淋上些芝麻油、撒些香菜。剩下没吃完的鹰嘴豆泥要密封冷藏。

< 菠菜蘸酱和迷你甜椒酿 >

菠菜蘸酱的味道总是很受欢迎，把它塞进迷你甜椒里，就可以成为一道吃起来很方便的小食。这道小食可以提前准备好，在食用前进行烘烤即可。

原料（可做 14 份）

450 g 各种颜色的迷你甜椒

340 g 冷冻菠菜碎

$^1/_4$ 杯蛋黄酱

30 g 帕玛森干酪碎

120 g 纽沙特尔干酪，软化

$^1/_8$ 小勺盐

$^1/_4$ 小勺现磨黑胡椒粉

30 g 黑胡椒杰克奶酪碎

做法

用刀将甜椒纵向切成两半，切完后保持切面朝上，用勺子或挖球器去除甜椒籽。

按照产品包装上的制作说明烹煮菠菜，再将其过筛沥干，轻轻按压以除去多余的水分。

将烤箱预热至 175 ℃，在烤盘上刷上或喷上油。

将蛋黄酱、帕玛森干酪、纽沙特尔干酪、盐和黑胡椒粉放在一个中等大小的碗里，加入菠菜并轻轻搅匀，做成菠菜蘸酱。用勺子将蘸酱填入甜椒中，并将填有蘸酱的一面朝上，放在烤盘上。在每个甜椒上撒一撮黑胡椒杰克奶酪碎。

将烤盘放入烤箱，烘烤至奶酪熔化起泡，大约 35 分钟。把甜椒酿取出放到盘子里，趁热食用。

< 越南春卷 >

这款越南春卷，卷好即可食用，不像普通春卷那样需要油炸。试试蘸上姜味花生酱（第 196 页）享用，美味至极。现做现吃的时候，米皮的口感最佳。

原料（可做 8 个小卷）

120 g 生的米线或粉丝

8 张直径为 28 cm 的越南米皮

2 杯生菜丝

1 杯新鲜罗勒叶

$^1/_2$ 杯新鲜香菜叶

2 根中等大小的胡萝卜，切丝

1 根中等大小的黄瓜，切丝

16 只（共约 225 g）中等大小的虾，
去壳去虾线，煮熟

做法

根据产品包装上的制作说明做好米线或粉丝，然后用冷水冲洗，沥干备用（如果包装上的说明写得不清楚，可将米线或粉丝加入沸水中煮2分钟，试试是否熟透了，熟了的话，就捞出沥干，放在一边备用）。

在台面上放一条干净的湿毛巾，旁边放一大碗温水。把所有准备好的配料放在手边。

每次取一张米皮浸入温水中，在水中旋转、浸没约5秒钟，然后取出放在湿毛巾上铺开。浸泡时间可能会因水温不同而略有变化，米皮从水中取出后会继续变软。

将大约 $1/8$ 的生菜、罗勒叶、香菜叶、胡萝卜、黄瓜、虾和米线摆在米皮下 $1/3$ 处，将这些馅料堆成约15 cm长的圆木状。将米皮的底部往上折，紧紧地叠在馅料上。再将米皮左右两边各向内折大约5 cm。最后，将包有馅料的底部的米皮向顶部卷，就做成了一个约15 cm长的越南春卷。潮湿的米皮会自动粘在一起。将包好的春卷放在一旁的盘子上，继续处理剩余的食材。用干净的湿毛巾将组装好的春卷盖住，吃之前再打开。

吃的时候，可以用刀将每个春卷沿对角线切成两半。

＜培根魔鬼蛋＞

不管加不加培根，魔鬼蛋都是一道经典的美味。我喜欢这些鸡蛋中有芥末颗粒的口感，当然你可以自由选用你喜欢的芥末类型。下次开派对的时候，强烈建议你做这道培根魔鬼蛋。

原料（可做12份）

2 片厚培根	$1/4$ 小勺现磨黑胡椒粉
12 个大鸡蛋	2 小勺颗粒芥末酱
5 大勺蛋黄酱	$1/4$ 小勺盐

2大勺新鲜的韭菜或小葱葱绿，切碎

做法

在一个小平底锅中，用中火将培根煎至酥脆。用厨房纸巾擦干油脂，放在一旁备用。

在一个容量约3L的锅中，倒入大约2L的水，烧开。放入鸡蛋，当水重新沸腾后，转为中火，煮12分钟。之后取出鸡蛋，放在凉水中冷却。当鸡蛋冷却到不烫手，取出剥皮。将每个鸡蛋纵向切成两半，挖出蛋黄，放在一个中等大小的碗中，将蛋白放在一个盘子上。

在盛蛋黄的碗中，放入蛋黄酱、盐、黑胡椒粉和颗粒芥末酱，用叉子将蛋黄碾碎并一起混合，直至混合物呈现均匀顺滑的状态。用裱花袋或勺子将蛋黄混合物填入蛋白中原来蛋黄所在的位置。将培根切成碎片，撒在表面，用来装饰被重新填满的鸡蛋。撒上葱花，盖上盖子，食用前请保持冷藏。

主菜

< 谷物碗组合 >

这是一种只需简单准备就能很快做好的健康食物。谷物碗很容易做，也很好看，而且几乎涵盖了所有的基础营养素。你可以每天准备新鲜的食材，也可以提前准备好谷物、蛋白质类食材、蔬菜和调味品，这样就可以快速组装出午餐或晚餐。用一个浅口碗，把原料都堆在碗中，不用拌匀，只要淋上你喜欢的酱汁，即可享用你的谷物碗，无论冷热都是一道馋人的美味。

你可以考虑买一个小型电饭煲，这样当你在做其他事情的时候，可以同时轻松地准备谷物。电饭煲不一定要很高级，即使是最普通的电饭煲也能很好地完成这项工作。下面有一些注意事项。

- 按照我标注的建议，在烹饪前将谷物浸泡约 10 分钟，然后沥干；如果你不提前浸泡谷物，就多加一点水，预计烹饪时间也会长一点。
- 将 $\frac{1}{4}$ 小勺黄油或其他油与谷物、水一起放入电饭煲中，这样做可以防止水沸腾时溢出。
- 盐可加可不加，可以尝试每杯谷物加 $\frac{1}{4}$ ~ $\frac{1}{2}$ 小勺盐。
- 任何液体都可用于烹饪谷物，早餐用谷物可尝试使用牛奶煮，其他谷物可使用低发漫鸡汤来煮。
- 让电饭煲完成烹煮程序后自行关闭，不要打开盖子再焖 10 分钟以完成蒸煮。把热的谷物翻松，分成几份，留着后面几天吃。盛装好并盖紧盖子以保持水分，冷藏或冷冻保存，吃之前再加热。

每个电饭煲都会稍有不同，所以请用你自己的电饭煲多尝试，找到谷物和水的理想比例。你可以用电饭煲自带的量杯来量取谷物和水，也可以用其他规格的量杯，只要比例对了就不会有问题。电饭煲内胆上有对应的刻度线，适用于蒸米饭，你可以用电饭煲自带的量杯量取大米放入锅中，然后加水至相应的刻度线。例如，量取一杯米放进锅中，在锅里加水至刻度线"1"。对于其他谷物，可以按照以下比例尝试，并在以后的蒸煮过程中根据自己的喜好进行调整。

谷物	液体	制作
1 杯糙米	$2^1/_2$ 杯水	提前浸泡 10 分钟，然后沥干并加入清水。先蒸煮 40 分钟左右，再焖 10 分钟。 可做出 3 杯
1 杯荞麦糁	$1^1/_2$ 杯水	先蒸煮 15 分钟左右，再焖 10 分钟。 可做出 $2^1/_2$ 杯
1 杯小米	$2^1/_2$ 杯水	先蒸煮 30 分钟左右，再焖 10 分钟。 可做出 4 杯
1 杯藜麦	$1^1/_2$ 杯水	提前浸泡 10 分钟，然后沥干并加入清水。先蒸煮 30 分钟左右，再焖 10 分钟。 可做出 4 杯
1 杯玉米粉或玉米糁	3 杯水或牛奶	蒸煮 20 分钟左右。煮好后小心地搅拌至松散（注意喷出的蒸汽），然后盖上锅盖焖 10 分钟。 可做出 $3^1/_2$ 杯

下面是做出丰盛、可口的低发漫谷物碗的搭配公式。

- $^1/_2$~1 杯煮熟的谷物或谷物制品：玉米粉、玉米糁、小米、藜麦、藜麦面条、荞麦糁、糙米、精白米、玉米面条、大米面条或米粉。

- 1 杯或更多低发漫蔬菜：一种或多种蒸或炒的绿色蔬菜（菜心、君达菜、羽衣甘蓝），烤、炒或蒸的南瓜类蔬菜（贝贝南瓜、飞碟南瓜、夏南瓜或金丝南瓜），其他蔬菜（菠菜、黄瓜；生的、炒的、烤的红甜椒、黄甜椒、橙甜椒；胡萝卜、番茄、樱桃萝卜；炒或烤的茄子、欧洲防风）。

- $^1/_2$ 杯提供蛋白质来源的食材：一种或多种烤或炒的鸡肉丁或火鸡肉丁，火鸡肉碎或牛肉碎，猪肉，羊肉，海鲜，北豆腐或大豆丹贝，熟鸡蛋，切达干酪碎、瑞士干酪碎、马苏里拉奶酪碎、帕玛森干酪碎或陈年高达干酪碎。

- 风味食材：绿橄榄、黑橄榄、生姜末、新鲜香草（罗勒、香菜、薄荷、牛至）、小葱的葱绿部分、柠檬汁、青柠汁、醋。

- 2 大勺调味料：意大利风味油醋汁（第 187 页），罗勒青酱（第 189 页），香菜辣椒薄荷酱（第 190 页），柠檬法式沙拉酱（第 188 页），姜味花生酱（第 196 页），菠萝照烧酱（第 197 页），烟熏风味牧场沙拉酱（第 188 页），快手莎莎酱（第 207 页）。

你还可以在以下 4 类可选食物中挑选 1~2 类。要避免在你的谷物碗中加入过多的发漫成分，即以粗体字显示的食物的总量要控制在 2 份以内。例如，你可以选择 $^1/_2$ 杯四季豆（1 份粗体字食物），加 1 大勺杏仁（$^1/_2$ 份粗体字食物），再加 14 g 新鲜山羊奶酪碎（$^1/_2$ 份粗体字食物）。

注意，控制这些原料的用量对保持谷物碗整体的低发漫属性至关重要。

- $^1/_2$ 杯需要控制用量的低发漫蔬菜：一种或几种蒸或炒的绿色蔬菜（**小白菜、熟菠菜、卷心菜**）；蒸或烤的南瓜类或根茎类蔬菜（**奶油南瓜、西葫芦、红薯、芜菁**）；生或熟的**青椒、秋葵、块根芹、球茎茴香、四季豆**。

- $^1/_2$ 杯豆类或豆制品：**沥干的罐头装鹰嘴豆或小扁豆**；煮熟的毛豆、印度扁豆、黑扁豆或红扁豆；**辣味鹰嘴豆泥**（第 209 页）。

- 2 大勺坚果、种子或调味品：**核桃仁**、花生、**山核桃仁、松子仁、夏威夷果仁**、杏仁、**葵花子仁、南瓜子仁、蔓越莓干**、石榴籽或**酸辣酱**，或 $1^1/_2$ 大勺牛油果。

- $^1/_4$ 杯（28 g）切碎或切丝的新鲜奶酪：菲达奶酪、新鲜山羊奶酪、马苏里拉奶酪、印度奶酪。

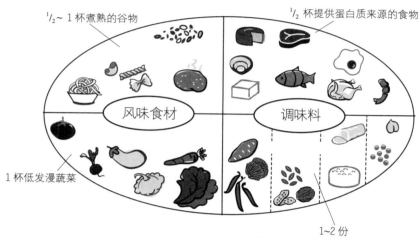

$^1/_2$~1 杯煮熟的谷物

$^1/_2$ 杯提供蛋白质来源的食物

风味食材

调味料

1 杯低发漫蔬菜

1~2 份
需限制用量的低发漫蔬菜、坚果、
种子、调味品、新鲜奶酪、豆类

这里有一些很棒的谷物碗组合供你参考。

- 墨西哥碗：长粒白米饭 + 嫩菠菜 + 黄甜椒 + 鸡肉丁或切达干酪碎 + 新鲜香菜 +2 **大勺南瓜子仁** + 快手莎莎酱（第 207 页）+1$^1/_2$ **大勺牛油果**。

- 亚洲碗：糙米饭 + 蒸菜心 +$^1/_2$ **杯蒸卷心菜** + 烤猪里脊肉丁 + 小葱的葱绿部分 +2 **大勺花生碎** + 菠萝照烧酱（第 197 页）。

- 加州碗：藜麦 + 炒羽衣甘蓝 +$^1/_2$ **杯烤红薯丁** + 炒大豆丹贝 +$^1/_2$ **大勺意大利香醋** + 罗勒青酱（第 189 页）。

- 地中海碗：用玉米或藜麦做的车轮面或贝壳面 + 烤夏南瓜或烤茄子 + 烤三文鱼 +2 **大勺杏仁片** +$^1/_2$ **杯沥干的罐头装鹰嘴豆** + 柠檬法式沙拉酱（第 188 页）。

- 希腊碗：小米 + 生的嫩菠菜或黄瓜或红甜椒 + 烤虾 +28 g **菲达奶酪** + 新鲜罗勒 + 生芹菜丝 + 希腊橄榄 + 意大利风味油醋汁（第 187

页）+2 大勺石榴籽。

- 印度碗：印度香米饭 +28 g 印度奶酪 +$^1/_4$ 杯蒸菠菜 +$^1/_4$ 杯沥干的罐头装鹰嘴豆 + 香菜辣椒薄荷酱（第 190 页）。

< 烤奶酪通心粉 >

这款通心粉味道非常好，适合大多数人的口味，在家庭餐桌上或任何晚宴上都很受欢迎。

原料（可做 12 份）

$3^1/_2$ 杯无乳糖牛奶	450 g 玉米通心粉或藜麦通心粉
$^1/_4$ 杯玉米淀粉	4 杯（450 g）特浓白切达干酪碎
1 小勺盐	$^1/_2$ 杯无麸质面包屑或烤面包屑
$1^1/_2$ 小勺芥末粉	（第 198 页）
$^1/_2$ 小勺现磨黑胡椒粉	$^1/_2$ 小勺甜椒粉
1 小勺红辣椒片（可选）	

做法

将烤箱预热至 175 ℃。在一个 23 cm×33 cm 的烤盘上刷上或喷上油。

取一口容量为 6~8 L 的锅，按照包装上的说明煮通心粉，可以少煮 1~2 分钟（通心粉在烤箱里还会继续变熟）。沥干水分，放在一边备用。

将玉米淀粉、盐、芥末粉和黑胡椒粉加入锅中混合，再倒入牛奶并快速搅拌均匀。中火将混合物煮沸，其间不断搅拌。加入干酪碎和红辣椒片进行搅拌。加入通心粉，搅拌均匀。

将混合物转移到烤盘中，并铺上面包屑，撒上甜椒粉。放入烤箱烤约 25 分钟，或烤至表面冒泡变成浅金黄色。冷却 5~10 分钟后即可食用。

< 青酱烤鸡 >

青酱的诱人味道使这道菜非常精致，但它做起来却非常迅速和简单。在冰箱冷冻一些罗勒青酱（第189页），提前一天把青酱拿到冷藏室里解冻，然后几分钟内就可以把这道菜的准备工作做好。如果你时间很紧，还可以用鸡胸肉片来做这道菜，鸡胸肉片会比厚实的鸡胸肉熟得更快一些。

原料（可做 6 份）

675 g 去皮鸡胸肉或鸡胸肉片　　　$^1/_2$ 杯罗勒青酱（第 189 页）

$^1/_3$ 杯（43 g）马苏里拉奶酪碎

做法

烤箱预热至 225 ℃。在一个 23 cm×33 cm 的烤盘上刷或喷上油，放在一旁备用。

将鸡胸肉放入烤盘并在上面抹上罗勒青酱。放入烤箱烤 20~30 分钟，或直到温度计插入鸡胸肉最厚处显示 74℃。取出烤盘，在鸡胸肉上撒马苏里拉奶酪，待奶酪稍稍熔化即可食用。

< 鹰嘴豆咖喱 >

咖喱粉和印度什香粉都是混合香料，因此与类似菜肴相比，这个食谱的配料表很短。请选择不含大蒜的咖喱粉。你还可以用 $1^3/_4$ 杯煮熟的黑扁豆或红扁豆代替鹰嘴豆。酸奶虽然不是鹰嘴豆咖喱的传统配料，但我很喜欢用它，因为它可以使酱汁更浓郁。如果你喜欢的话，这道菜可以搭配米饭一起吃。

原料（可做 4 份）

2 大勺大蒜风味橄榄油　　　　1 大勺生姜末

1 个小的红辣椒或绿辣椒，剁碎　　1 大勺柠檬汁

1 大撮印度什香粉	2 大勺水
2 小勺咖喱粉	1 罐（410 g）鹰嘴豆罐头，沥干
$1/2$ 小勺盐	$1/4$ 杯无乳糖普通酸奶或开菲尔酸奶
2 杯球茎茴香，切丁	1 个中等大小的成熟番茄，切丁

做法

在一个中等大小的碗中，将橄榄油、生姜、辣椒、印度什香粉、咖喱粉和盐混合，搅拌成光滑的糊状。将糊状混合物倒入一个大的平底锅中，小火翻炒 3 分钟。然后加入球茎茴香、番茄、柠檬汁和水。将火调至中小火，加盖炖煮，直到球茎茴香变软，用时约 10 分钟。加入鹰嘴豆，再炖 5 分钟。加入酸奶，搅拌均匀，立即上桌。

< 印度风味咖喱鸡 >

将这款味道浓郁、芬芳的咖喱鸡搭配印度香米一起吃，你仿佛置身于印度——至少是你最喜欢的印度餐馆。皮薄的嫩芜菁不需要去皮，但成熟的芜菁应该去除厚皮。请选择不含大蒜的咖喱粉。你喜欢的话，可以放一点儿香菜辣椒薄荷酱（第 190 页）作为点缀，味道也很好。

原料（可做 6 份）

3 大勺大蒜风味橄榄油	790 g 去皮鸡腿肉，切块
5 个小豆蔻荚（可选），轻轻压碎	1 杯水或低发漫鸡汤（第 192 页）
2 大勺生姜末	2 个中等大小（约 450 g）的大
1 大勺姜黄粉	头菜，切丁
$1^3/_4$ 杯新鲜番茄丁或罐头装番茄丁	1 个新鲜或干的红辣椒，切碎
1 小勺红糖	$1/2$ 小勺印度什香粉

1 杯无乳糖酸奶 4 小勺咖喱粉

6 大勺杏仁粉 $1^1/_2$ 小勺盐

$^1/_2$ 杯切碎的新鲜香菜（可选）

做法

在一个大平底锅中，用中高火烧热橄榄油。加入小豆蔻荚、生姜、姜黄、辣椒、印度什香粉、咖喱粉和盐，翻炒至有香味，用时 1~2 分钟。将小豆蔻荚从锅中取出，剩余的香料推到锅子边缘。

锅内加入鸡肉，开中高火，偶尔搅拌并翻动一下，直到鸡肉两面都变金黄色，用时约 10 分钟。加入鸡汤、芜菁、番茄和红糖。调小火，不加盖炖 30~40 分钟，或直到芜菁变软。

在炖煮的同时，用勺子将酸奶倒入咖啡过滤纸中（用滤网支撑），滤出 3 大勺左右的乳清，大约用时 10 分钟，中途搅拌几次。滤出的乳清弃用。

将杏仁粉加入锅中，再炖几分钟。准备上桌时，加入过滤后的酸奶搅拌均匀，稍微加热，使其融合。如果你喜欢的话，可以在鸡肉上撒上香菜作为装饰。

< 亚洲风味鸡汤米粉 >

你如果手头有一些低发漫鸡汤（第 192 页）和煮熟的鸡肉或烤鸡，几分钟就可以做出这款鸡汤米粉。快做好时再把鸡肉加入汤中，可以保持鸡肉的鲜嫩多汁。你可以选择任何规格、形状的亚洲米粉，但因为煮熟它们所需的时间不同，所以要经常查看米粉状态，以防米粉变得过软。如果你想多喝汤，也可以单独用水煮米粉，上桌前再加入鸡汤。

原料（可做 4 份）

115 g 生的米粉 1 大勺减盐酱油

1 大勺大蒜风味橄榄油

2 小勺烤芝麻油或辣芝麻油

2 杯新鲜四季豆，粗略切碎

$^1/_2$ 杯切碎的新鲜香菜、罗勒或欧芹

2 大勺新鲜柠檬汁（榨取自 1 个小柠檬）

$^1/_2$ 小勺盐（可根据需要增加用量）

1 大勺生姜末

2 根胡萝卜，切碎

1 把小葱的葱绿部分，切葱花

1 L 低发漫鸡汤（第 192 页）

2 杯煮熟的鸡肉丁

做法

将米粉放在一个大碗里，倒入温水没过米粉，让它们浸泡在水中。偶尔搅拌一下，防止粘在一起。

在一个 3~4 L 的锅中，烧热橄榄油和芝麻油。加入姜、胡萝卜和葱花。开中火翻炒，直到蔬菜开始变黄，用时 7~8 分钟。

向蔬菜中加入鸡汤、柠檬汁、酱油和盐。盖上盖子，煮沸后转为小火，炖煮约 10 分钟。

当胡萝卜变软时，将米粉沥干并转移到锅中。加入四季豆和鸡肉，继续炖煮，直到四季豆变熟，米粉变软但仍有嚼劲，你可以每分钟检查一次食物状态，直到做好。如果你喜欢，可以用香菜来装饰一下。

< 秘制烤鸡 >

即使你是烹饪新手，也可以做出完美的烤鸡。吃剩的烤鸡可以作为低发漫鸡汤（第 192 页）、亚洲风味鸡汤米粉（第 221 页）、炒饭和三明治的烹饪原料。要想做出完美的烤鸡，1 支速读温度计是必不可少的。如果你选择的鸡的重量大于或小于 2.7 kg，烹饪时间会相应地增加或减少，因

此要经常用温度计检测温度。

原料（可做 6 份）

1 只重约 2.7 kg 的鸡

$^1/_2$ 个新鲜柠檬

$^1/_2$ 小勺现磨黑胡椒粉

$^1/_2$ 小勺碾碎的百里香叶

做法

将烤箱预热至 225 ℃。在烤盘上刷上或喷上油。

将鸡洗净沥干，取出内脏，把鸡胸面朝上，展开放入烤盘中。

将柠檬汁挤在鸡的表面，然后把柠檬塞进鸡肚子里。在鸡身上撒上黑胡椒粉和百里香，放在烤箱中层的烤架上，烤 15 分钟。再将烤箱调至 175 ℃，继续烤，直到插入鸡肉的温度计读数为 74 ℃（测试几个不同的部位，避开骨头），大约用时 90 分钟。将鸡转移到盘子里，立即食用。

< 简易焗鸡肉卷饼 >

如果你手头有一些墨西哥风味塔可调味料（第 193 页），就可以很快地做出这款卷饼。你可以用略少于 3 大勺的墨西哥风味塔可调味料代替玉米淀粉、辣椒粉、孜然粉、甜椒粉、盐这 5 种配料。

原料（可做 8 份）

1 大勺玉米淀粉

1 大勺安秋辣椒粉

$1^1/_2$ 小勺孜然粉

8 个直径约为 15 cm 的新鲜

玉米薄饼

790 g 鸡柳或鸡胸肉，切成厚约

1 cm 的肉片

$^1/_4$ 小勺烟熏甜椒粉

$^1/_2$ 小勺盐

3 大勺大蒜风味橄榄油

1 个大的橙甜椒，去籽并切丁	1 杯水
2 杯（225 g）黑胡椒杰克奶酪碎	795 g 番茄丁
1 把小葱的葱绿部分，切葱花	

做法

在一个中等大小的锅中，将玉米淀粉、辣椒粉、孜然粉、甜椒粉和盐搅拌均匀。加入橄榄油，充分搅拌，再用中火加热至冒泡。加入番茄和水，盖上锅盖并煮沸，其间搅拌一下。

加入鸡肉，然后转小火炖煮，直到鸡肉熟透，大约用时 15 分钟，中途搅拌几次。将鸡肉移到一个盘子里，让它短暂冷却。

将烤箱预热至 175 ℃。在一个 23 cm × 33 cm 的烤盘中涂上油，放在一旁备用。

用两把叉子将鸡肉撕成丝。

在烤盘底部铺上 $\frac{1}{2}$ 杯的热酱汁。将玉米薄饼、鸡肉、剩余的酱汁、橙甜椒和奶酪一层一层依次往上铺，最上面一层铺奶酪。烘烤约 35 分钟，直到上面的奶酪熔化，表面冒泡。撒上葱花，冷却 10 分钟后即可食用。

＜奶酪烤茄子＞

与传统的奶酪烤茄子相比，这道菜的烹饪方法简便得多，而且味道一样好！如果想做成纯素食版本，省略奶酪即可。这道菜适合与低发漫意大利面或新鲜酸面包一起食用。

原料（可做 8 份）

1 杯马苏里拉奶酪碎	$\frac{1}{3}$ 杯大蒜风味橄榄油

$^3/_4$ 杯帕玛森干酪碎

$^1/_2$ 杯无麸质面包屑或烤面包屑
（第 198 页）

2 个（共约 1 kg）中等大小的茄子

$^1/_2$ 杯切碎的新鲜罗勒或欧芹

意大利红酱（第 195 页），加热后使用

做法

将烤箱预热至 225 ℃，取两个烤盘，其中一个尺寸为 23 cm × 33 cm，在烤盘中刷一些油。

将未去皮的茄子切成厚约 1 cm 的条或片。将茄子在烤盘上铺成一层，并刷上油。烘烤至金黄色，约 30 分钟。从烤箱中取出茄子，将烤箱的温度降至 175 ℃。

取 23 cm × 33 cm 的烤盘，在烤盘的底部铺上 $^1/_2$ 杯温热的意大利红酱。然后在上面依次交替铺上茄子、意大利红酱和奶酪，最上面再铺上一层意大利红酱。放入烤箱烘烤 30 分钟，然后撒上面包屑，再放回烤箱烤 20 分钟。取出冷却 15 分钟，食用前用新鲜罗勒装饰。

< 意大利婚礼汤 >

这款汤将蔬菜和鲜嫩的自制肉丸完美融合在一起，味道鲜美、营养丰富。你可以一次性做两份，当天喝一份，另一份密封后冷冻保存，作为工作日的午餐，加热后即可享用。

原料（可做 5 份）

340 g 火鸡肉碎或牛肉碎

2 大勺燕麦片

$^1/_2$ 小勺干罗勒

2 小勺大蒜风味橄榄油

1 个大鸡蛋

1 大勺帕玛森干酪碎（可根据个人喜好额外撒一点作为装饰）

2 根中等大小的胡萝卜，切丁

$^1/_2$ 杯生糙米

4 杯切碎的羽衣甘蓝

$^1/_2$ 小勺盐（如果需要，可以

额外添加）

$1^1/_2$ L 低发漫鸡汤（第 192 页）

或低发漫牛骨汤（第 191 页）

$^1/_4$ 小勺现磨黑胡椒粉

做法

在一个中等大小的碗里，将火鸡肉、鸡蛋、燕麦、帕玛森干酪和罗勒混合在一起。用手或小勺子将其塑形成直径约 2 cm 的球状。

在一个平底锅中，用中火把橄榄油烧热，直到有香味飘出，放进肉丸煎至表面金黄色，中间不再是粉红色，用时 10~12 分钟。如果需要，可以丢弃多余的油脂。

在一个 4 L 的锅中，将高汤煮沸。放入胡萝卜和糙米，搅拌几下。盖上锅盖，炖到胡萝卜和米都变软，大约用时 40 分钟，炖煮 30 分钟后，就要时不时查看一下食物状态。加入羽衣甘蓝、肉丸、盐和黑胡椒粉，略微煮一下，直到羽衣甘蓝变软。如果喜欢的话，可以额外加一些帕玛森干酪做装饰。

< 波伦塔比萨 >

作为一种意大利传统食物，波伦塔在家做起来很容易，而且用途很广！我们在这里用它做比萨的饼皮，波伦塔也可以直接从锅里拿出来做配菜，或者在冷却后切片，然后煎着吃。根据玉米磨制的粗细程度，烹饪时间可能有所不同。我更喜欢用粗磨玉米粉做的波伦塔，不过你手头现有的任何玉米粉都可以用。请购买不含洋葱、大蒜的香肠，意大利甜鸡肉肠就是不错的选择。

原料（可做 6 份）

3 杯水

1 杯粗磨玉米粉

$^1/_8$ 小勺盐

115 g 煮熟的意大利甜鸡肉

肠，切成 0.5 cm 厚的圆片

1 大勺大蒜风味橄榄油

$^1/_8$ 小勺红辣椒片（可选）

1 杯帕玛森干酪碎

1 杯意大利红酱（第 195 页），加

热后使用

1 杯（115 g）马苏里拉奶酪碎

做法

将烤箱预热至 175 ℃，在一个边长 23 cm 的方形烤盘中涂上适量的油。

在一个中等大小的锅中，加入水、玉米粉和盐，大火煮沸。转小火，盖上锅盖，煮 6~8 分钟，或直到玉米糊变稠。玉米糊在煮的过程中会溅出来，需要把锅从火上移开进行搅拌，然后及时重新盖上锅盖，放回火上继续煮。

将橄榄油、红辣椒片和帕玛森干酪拌进玉米糊中，然后用勺子舀到烤盘中。在烤盘中均匀地铺开玉米糊，倒上意大利红酱，然后将鸡肉肠片均匀地铺在酱汁上，在上面撒上马苏里拉奶酪，烘烤 30~40 分钟，直到酱汁冒泡，奶酪呈金黄色。

＜葡萄牙渔夫炖菜＞

这道炖菜可以提前制作，食用前加热即可，还可以搭配新鲜的酸面包。传统的葡萄牙渔夫炖菜要放香肠，但由于不含大蒜的香肠不太好找，所以在这里我用的是猪瘦肉末加传统的香肠调味料来替代。在超市或网上可以买到鲣鱼片，它能使炖菜的口感层次更丰富，如果你买不到它，也可以不放。

原料（可做 8 份）

5 g 鲣鱼片

225 g 苘莴菜

225 g 猪瘦肉末

1 个球茎茴香，切丁

1 个黄甜椒，去籽并切丁

410 g 番茄丁

2 杯干白葡萄酒（如长相思白葡萄酒）

900 g 白色鱼肉片（如鳕鱼片、黑线鳕鱼片和狭鳕鱼片）

适量现磨黑胡椒粉

3 杯沸水

2 大勺大蒜风味橄榄油

1 大勺辣椒酱（可根据个人口味增加用量）

450 g 小土豆，不去皮，切成厚约 1 cm 的片

$1/2$ 小勺盐

2 小勺烟熏甜椒粉

225 g 生虾，去壳、去虾线

1 把新鲜香菜，粗略切碎

做法

在一个中等大小的碗里，将鲣鱼片和沸水混合，制成鱼汤。

将苘莴菜的茎和叶子分开。将茎粗略地切碎，并将叶子切成 1 cm 宽的条状。

在一个 6~8 L 的锅中，用中火把橄榄油烧热。加入猪瘦肉末，用铲子打碎，煎 7~8 分钟。如果需要，可以弃用多余的油脂。加入辣椒酱、苘莴菜茎、球茎茴香和黄甜椒，翻炒 10 分钟。

将鱼汤过筛，倒入锅中。加入土豆、番茄、葡萄酒、盐和甜椒粉，煮沸后调小火，不加盖煮 10 分钟。

把鱼肉片平铺在锅内，盖上盖子，用小火煮 5~15 分钟。煮 5 分钟以后就要开始检查鱼的状态，可以用两把叉子检查鱼肉，看它是否能拨散。

鱼肉呈现不透明的状态（此时鱼肉变成纯白色），而不是半透明时，就说明熟了。将鱼肉分割成一口大小的块状，然后加入虾和莙荙菜叶搅拌几下。盖上盖子，再炖 2 分钟，不要炖过头。

把炖菜盛到碗里，上桌前用香菜和黑胡椒粉做点缀。

< 虾仁炒饭 >

做这款炒饭是处理剩菜的好方法。用隔夜的冷米饭做的炒饭口感和味道最好，因此我经常一次性多煮一些米饭，以便在第二天晚上做这款全家人都爱吃的炒饭。你如果不吃虾，可以用大豆丹贝、鸡肉或猪肉代替原料中的虾。

原料（可做 6 份）

1 大勺红糖	$^1/_4$ 杯减盐酱油
2 大勺米醋	2 大勺黑芝麻油或辣芝麻油
$^1/_4$ 小勺现磨黑胡椒粉	$^1/_2$ 小勺辣椒酱（可选）
2 个大鸡蛋	1 小勺水
2 大勺大蒜风味橄榄油	1 杯切碎的胡萝卜
1 大勺生姜末	4 杯切碎的小白菜
3 杯蒸熟的白米饭或糙米饭	2 杯煮熟的虾仁
1 杯菠萝块	$^1/_2$ 杯无盐花生
1 把小葱的葱绿部分，切葱花	

做法

在一个小碗里，将红糖、酱油、米醋、芝麻油、黑胡椒粉和辣椒酱（可选）混合在一起，制成酱油混合物。

在另一个小碗中，将鸡蛋和水搅打在一起。

取一个大号的煎锅或炒锅，用中大火加热 $^1/_2$ 大勺的橄榄油。加入鸡蛋，摊成蛋皮，直到成形但不过老，大约用时 2 分钟。将蛋皮从锅中取出并切成条状。

在锅中加热剩余的 $1^1/_2$ 大勺橄榄油。加入胡萝卜、姜和小白菜，用中大火翻炒至变软。将米饭倒入锅中，翻炒 5~10 分钟，直到米饭热透，米粒边缘微微变脆。加入虾仁、菠萝、蛋皮和酱油混合物，从底部往上翻拌一下，直到所有食材都被加热均匀。用花生和葱花做装饰，立即上桌。

＜鸡肉菠菜沙拉＞

蓝纹奶酪沙拉酱、鸡肉和辣椒酱的搭配是一种迷人的味道组合。如果购买预先处理好的蔬菜，这道沙拉做起来会非常快速简单。

原料（可做 4 份）

3 大勺玉米淀粉	450 g 鸡柳或鸡胸肉，切成 2 cm
1 大勺橄榄油	长的条状
2 大勺黄油	$^1/_4$ 杯辣椒酱
280 g 嫩菠菜	1 杯胡萝卜丝
蓝纹奶酪沙拉酱（第 187 页）	

做法

把鸡柳或鸡胸肉条放在一个中等大小的碗中，撒上玉米淀粉并翻动，使每一块肉都均匀裹上粉。取一口大煎锅，用中火把橄榄油烧热。将鸡肉条放到锅中，用中火煎鸡肉，煎至鸡肉的内部温度达到 74 ℃（用温度计测量），中途只需翻动鸡肉一次。在翻动鸡肉时，先用铲子轻刮一下煎锅底部，这样鸡皮不会粘在锅底。

把黄油放到适用于微波炉的碗中，送入微波炉加热熔化。再加入辣椒酱搅拌。把搅匀的辣椒酱黄油混合物加入锅里，加的时候鼻子不要离锅太近，避免吸入辣味的蒸汽。用铲子将鸡肉从锅底铲松，搅拌一下使其沾上酱汁。用两把叉子将鸡肉撕成一口大小的小块。

在一个大碗中，将菠菜、胡萝卜和蓝纹奶酪沙拉酱混合并搅匀。把沙拉分到小碗里，在上面放上鸡肉，然后立即食用。

< 枫糖浆威士忌烤三文鱼 >

这道菜的烹饪方式灵活多变，可以放入烤箱烤熟，也可以放在平底铸铁锅中开火煎熟。如果没有波本威士忌，也可以用橙汁、柠檬汁，甚至水来代替。

原料（可做 6 份）

675 g 三文鱼柳 $1/4$ 小勺烟熏甜椒粉

2 大勺纯枫糖浆 $1/2$ 小勺盐

1 大勺橄榄油   2 大勺波本威士忌

做法

将纯枫糖浆、橄榄油、甜椒粉、盐和波本威士忌放入大碗或保鲜盒中，混合搅匀，制成腌料。将三文鱼鱼皮朝上放入腌料浸泡一会，然后翻面将鱼皮朝下。盖紧盖子，腌 8~10 小时。

将烤箱预热至 200 ℃，在烤盘底部和四周铺上锡纸。将三文鱼放在烤盘中，鱼皮朝下。将腌料倒在鱼身上，烤 15 分钟，直到用叉子剥开时鱼肉呈不透明状。烤大约 10 分钟的时候，用烤盘里的汁液在鱼肉上再刷一遍。趁热吃或放凉后吃都可以。

< 肉丸意大利面 >

低发漫意大利面是由玉米、大米或藜麦制成的，与自制的肉丸和意大利红酱（第 195 页）一起食用非常美味。大多数意大利混合调味料仅由干香草组成，其中没有洋葱或大蒜，但要仔细检查成分表，以防万一。肉丸冷冻后也能保持风味，因此可以考虑将本食谱中的肉丸部分多做一份，以备不时之需。

原料（可做 8 份）

450 g 猪瘦肉末

450 g 牛瘦肉末

$3/4$ 杯切碎的新鲜欧芹

$1/4$ 杯（28 g）帕玛森干酪碎（可根据个人喜好额外撒一点儿作为装饰）

1 个大鸡蛋

$1^1/_2$ 小勺意大利混合香料

1 小勺盐

$1/2$ 小勺红辣椒片（可选）

$1/4$ 杯燕麦片

意大利红酱（第 195 页）

450 g 低发漫意大利面

做法

将烤箱预热至 200 ℃。

在一个大碗里，将猪瘦肉末、牛瘦肉末、欧芹、帕玛森干酪、鸡蛋、意大利混合香料、盐、红辣椒片（可选）和燕麦片轻轻地搅拌在一起，直到混合均匀。将其用手揉成 16 个直径 5 cm 左右的肉丸，放在深烤盘里，烤盘至少要有 2.5 cm 的深度，以容纳肉汁。

烘烤 40~45 分钟，直到肉丸变成棕色，用温度计检查时肉丸温度为

74 ℃。将肉丸沥干，并弃用烤出来的油脂。

在一个容量为 3~4 L 的平底锅中，用中火加热意大利红酱。加入肉丸，并保持温热状态，直到准备食用。

按照包装上的制作建议，将意大利面煮熟并沥干。将意大利面分到碗中，然后浇上热的肉丸和意大利红酱。如果喜欢的话，还可以在上面再加点帕玛森干酪碎。

< 烤串 >

你可以问一下肉店的工作人员，哪种牛肉最适合用来做烤肉串。如果你不吃牛肉，也可以用鸡肉或虾仁代替。如果你的烧烤签是用竹签，在组装烤肉串之前，请将竹签在水中浸泡至少 30 分钟，这样它们就不会在烧烤架上被烤焦。把肉和蔬菜分别串在不同的竹签上烤，有助于让你完美掌控每种食材的火候。不过在上菜的时候要把不同食材放在一起，这样会呈现出色彩斑斓的效果，令人垂涎欲滴。

原料（可做 8 份）

900 g 去骨牛肉，切成 5 cm 见方的小块

1 小勺安秋辣椒粉

$1/_2$ 小勺烟熏甜椒粉

2 个（约 225 g）小西葫芦，切成 2 cm 厚的片

1 个中等大小的黄甜椒，去籽并切成 2.5 cm 见方的小块

3 大勺大蒜风味橄榄油

$1^1/_2$ 小勺海盐

1 小勺孜然粉

2 大勺新鲜青柠汁

2 杯樱桃番茄

1 个中等大小的红甜椒，去籽并切成 2.5 cm 见方的小块

做法

在一个大碗或保鲜盒中，将牛肉、1 大勺橄榄油、盐、辣椒粉、孜然粉、甜椒粉和青柠汁搅拌在一起。盖上盖子，放进冰箱冷藏，腌 6~8 小时，中途拿出来搅拌几次。

将牛肉穿到烧烤签上，每片之间留出 0.5 cm 的距离。将西葫芦片和樱桃番茄分别穿在不同的烧烤签上。将红甜椒和黄甜椒以互相交替的方式穿在同一支烧烤签上。将蔬菜串转移到一个大盘子里，并刷上剩余的 2 大勺橄榄油。

将电烧烤炉预热到中高温度，如果是木炭烧烤炉，则生起炭火，直到炭表面变成灰色。先把西葫芦串放在烤架上，因为它需要最长的时间来烤好。5 分钟后，放上甜椒串。当蔬菜基本变软，大约 15 分钟后，放上牛肉串。再烤 10 分钟左右，直到牛肉烤到了你喜欢的熟度，蔬菜也变软并微微焦黄。在烤制的最后几分钟，放上番茄串。

把肉串跟蔬菜串摆放在一起，趁热食用。

< 豪华塔可沙拉 >

这款丰盛的沙拉含大量口感爽脆、味道鲜美的低发漫食物，可以作为完整的一顿饭。

原料（可做 4 份）

156 g 沙拉叶菜

1 个中等大小的橙甜椒，去籽并切碎

1 个成熟的大番茄，切丁

$^1/_4$ 杯切碎的新鲜香菜（可根据个人喜好多加一些作为装饰）

$^1/_2$ 把小葱的葱绿部分，切葱花

225 g 牛瘦肉碎（或火鸡肉碎）

1 大勺墨西哥风味塔可调味料
（第 193 页）

2 大勺水

1 杯玉米脆片，粗略切碎

$\frac{1}{2}$ 杯（56 g）切达干酪碎

1 份烟熏风味牧场沙拉酱（第 188 页）

做法

在一个大号沙拉碗中，将沙拉叶菜、香菜、甜椒、葱花和番茄放在一起。

在一个大的平底锅中，用中大火将牛瘦肉碎（或火鸡肉碎）煎至熟透，约用时 10 分钟。如果有必要，可以弃用多余的油脂。加入塔可调味料和水，边搅拌边煮 2 分钟，直到肉被酱汁充分包裹。

在食用前，将热牛肉、切达干酪碎、玉米脆片和沙拉酱加入沙拉碗中拌匀。如果你喜欢的话，再加上切碎的香菜作为装饰。

< 红绿灯辣豆酱 >

这是一款口感温和的辣豆酱。你也可以多放点儿红辣椒片，提高这款辣豆酱的辣度。

原料（可做 10 份）

1 大勺大蒜风味橄榄油

560 g 火鸡肉碎（或牛瘦肉碎）

225 g 胡萝卜，切碎

3 杯奶油南瓜，切碎

1 个大的青椒，去籽并切碎

1 个大的黄甜椒，去籽并切碎

1 个大的红甜椒，去籽并切碎

1 大勺安秋辣椒粉

2 大勺孜然粉

1 小勺盐（可根据需要增加用量）

$\frac{1}{2}$ 小勺烟熏甜椒粉

$\frac{1}{4}$ 小勺红辣椒片（可选）

2 罐（820 g）小扁豆，洗净沥干

1 罐（795 g）番茄丁

1 杯水或低发漫鸡汤（第 192 页）　　1 个牛油果，切碎

做法

取一口稍大的锅，用中火把橄榄油烧热。加入火鸡肉，翻炒 8~10 分钟，直到颜色变得金黄。然后加入胡萝卜、南瓜、青椒、红甜椒、黄甜椒、辣椒粉、孜然粉、盐、甜椒粉和红辣椒片（可选），中火烹制，不时搅拌，大约 10 分钟。加入小扁豆、番茄丁（包括汁液）以及水。盖紧锅盖，调小火，炖煮 50~60 分钟。然后盛到碗中，用切碎的牛油果作装饰，趁热上桌。

＜梦幻素汉堡饼＞

是的，我们可以做出低发漫版本的素汉堡饼！这些饼外表焦脆，内里有嚼劲。它们热着吃或冷着吃都不错，所以剩下的汉堡饼可以放入午餐盒，作为你第二天的午餐。这道食谱需要用到煮熟的米饭，所以请提前计划好。

原料（可做 8 份）

1 个（约 340 g）小茄子，去皮、　　$^2/_3$ 杯水

切块　　　　　　　　　　　　　　1 大勺奇亚籽

1 杯糙米饭　　　　　　　　　　　1 杯罐头装小扁豆，沥干

$^1/_2$ 杯小葱的葱绿部分，切葱花　　$^1/_2$ 杯红甜椒，去籽并切丁

$^1/_2$ 小勺烟熏甜椒粉　　　　　　　1 小勺孜然粉

$^1/_2$ 小勺盐　　　　　　　　　　　1 小勺碾碎的干百里香

$^3/_4$ 杯无麸质面包屑或烤面包屑　　2 大勺椰子油

（第 198 页）

做法

将茄子和水放入一个中等大小的锅中，煮沸。调小火，盖上锅盖，炖

到茄子非常柔软，大约用时 25 分钟。然后将茄子捣成泥状。

向茄泥中撒上奇亚籽，搅拌均匀。一边搅拌一边加入糙米饭、小扁豆、葱花、红甜椒、甜椒粉、孜然粉、盐和百里香，搅拌均匀。先加入 $\frac{1}{2}$ 杯面包屑，搅拌均匀。再继续一大勺一大勺地加入剩余的面包屑，直到混合物变为均匀的泥状。

取一口大煎锅，用中大火加热 1 大勺椰子油。当椰子油烧到发亮并散发出香味时，用勺子舀出 4 大块混合物（大约占混合物总量的一半）放入锅中，并用勺子的背面将其压平成饼状。大约煎 10 分钟，中途翻面，直到饼的外皮呈棕色，内部也已经充分加热。做好的饼保温起来，同时重复以上操作，将剩余的 1 大勺椰子油和另一半混合物做成汉堡饼。做好的饼可以放在生菜上或烤过的低发漫面包上食用。

< 西非红薯浓汤 >

这道汤口感层次丰富，味道鲜美，尤其是花生酱的美味，也很符合年轻人的口味。

原料（可做 10 份）

1 大勺大蒜风味橄榄油

3 大勺生姜末

2 个（共 450 g）小的夏南瓜，切丁

1 小勺香菜籽粉

2 大勺孜然粉

1 小勺盐

790 g 去皮鸡腿肉，切块

1 个（225 g）小茄子，切丁

2 个（450 g）小的红薯，不去皮，切丁

2 大勺安秋辣椒粉

$\frac{1}{2}$ 小勺红辣椒片（可选）

4 杯水

1 杯柔滑型天然花生酱	1 杯成熟番茄，切碎
$^1/_2$ 杯小葱的葱绿部分，切葱花	$^1/_2$ 杯烤咸花生，切碎

做法

在一个 4~6 L 的炖锅或铸铁锅中，用中大火把橄榄油烧热。加入鸡腿肉块，煎约 8~10 分钟。加入生姜末，翻炒 1 分钟，然后加入茄子、夏南瓜和红薯。加入香菜籽粉、辣椒粉、孜然粉、红辣椒片（可选）、盐和水。大火烧开，盖上锅盖，转为小火，炖煮 20 分钟。

加入花生酱和番茄搅拌，再炖 20 分钟，或直到茄子变软。炖煮的菜肴在煮的过程中会稍微变稠。

把汤盛到碗里，用葱花和花生碎作装饰，然后立即食用。

甜品

< 布朗尼超级碗 >

这是一道完美的甜点！每一口都值得你细细品味。一定要使用半甜的巧克力。这些可以在晚餐前组装好，并在最后一刻烘烤。要注意的一点是，食谱中建议的烘烤时间是基于原料处于室温，并且烤箱已经完全预热的情况下。

原料（可做 6 份）

$^1/_2$ 杯黄油，软化（可以额外再加一些用于涂抹容器）	1 大勺无糖可可粉
	$^1/_2$ 杯白砂糖
1 大勺玉米淀粉	170 g 半甜巧克力，切碎
1 小勺香草精	2 个大鸡蛋

6大勺无乳糖香草味冰激凌　　　2大勺石榴籽

做法

将烤箱预热至150 ℃。在6个容量150 mL左右的烤碗内涂抹一层黄油，然后撒上可可粉，可以底部和侧面各涂抹一半的量。将烤碗放在烤盘上。

在一个小碗中，将糖和玉米淀粉混合。

将巧克力和黄油放入一个中等大小的微波炉适用的碗中，放进微波炉高温加热1分钟，然后取出搅拌。继续加热20~30秒，直到巧克力和黄油均匀融合在一起。在熔化的巧克力液中加入玉米淀粉和糖的混合物以及香草精。一次加入一个鸡蛋，每一次都搅拌均匀。

将搅匀的布朗尼面糊分装入每个烤碗，并将装有烤碗的烤盘放入烤箱。烘烤30分钟，或直到每个烤碗内的布朗尼边缘约四分之三膨松开裂，而中间仍然看起来有点软。取出，在蛋糕架上冷却15分钟，然后在每个蛋糕上放一勺冰激凌和几颗石榴籽，并立即食用。

＜巧克力杏仁意式脆饼＞

意式脆饼配上下午茶——还有什么比这更惬意的呢？答案就是，裹上巧克力的意式脆饼，它的美味更胜一筹。

原料（可做 24 块）

$^1/_2$ 杯有盐黄油，软化　　　　　1 杯白砂糖

2 个大鸡蛋　　　　　　　　　2 大勺水

1 大勺杏仁香精　　　　　　　1 大勺香草精

$^1/_2$ 杯杏仁粉　　　　　　　　　$^3/_4$ 杯（80 g）高粱粉

$1^3/_4$ 杯（190 g）超细糙米粉　　6 大勺木薯淀粉

3 大勺玉米淀粉	3 大勺竹芋粉
2 大勺奇亚籽粉	2 小勺泡打粉
$^1/_2$ 杯杏仁片	1 杯半甜巧克力豆
2 小勺椰子油	

做法

将烤箱预热至 160 ℃。在烤盘上铺上锡纸。

在一个大碗里，将黄油和糖搅拌在一起。加入鸡蛋，一次加入一个，每加入一个鸡蛋后都要搅拌均匀。加入水、杏仁粉、杏仁香精和香草精，搅拌均匀，成为混合液。

在一个中等大小的碗里，将高粱粉、糙米粉、木薯淀粉、玉米淀粉和竹芋粉混合，然后加入奇亚籽粉和泡打粉，搅拌均匀。将拌匀的粉类混合物平均分为 4 次加入混合液中，每次加入后都要彻底混合均匀再加下一次。如果需要的话，也可以添加更多的糙米粉，一次加一大勺，直到变成一个成形的硬面团。然后拌入杏仁片。

将面团分成两半，分别整形成 7.5 cm 宽、2.5 cm 厚的面饼，放在烤盘上。手指蘸湿，将面饼的顶部抹平。送入烤箱，烘烤至金黄色，摸起来很结实，大约用时 45~50 分钟。

待面饼在烤盘上冷却 5 分钟后，用锡纸紧紧包住，放凉。

将烤箱预热至 150 ℃。

打开锡纸包装，将一个面饼放在砧板上。用一把长锯齿刀将面饼切成 2 cm 厚的片状，要使用轻锯的方式来切，务必小心处理。然后将饼干片（务必小心，以免它们断裂）转移到一个未涂油的烤盘上，保留碎屑，然后重复切另一个面饼，并把切片也转移到烤盘上。烘烤 40~50 分钟，或直到饼干呈现均匀的焦黄色。关掉烤箱，微微打开烤箱门，让饼干在烤箱的余温中慢慢降温直至完全冷却。

将巧克力豆和椰子油放在一个小玻璃杯或碗里，用微波炉高火加热，每隔 30 秒取出搅拌一次，直到它们完全熔化且质地光滑。

将每块饼干的一端浸入巧克力液，然后把饼干放在烘焙纸上。将烤盘中剩余的碎屑撒在饼干仍然温热的巧克力液上。当巧克力液变硬凝固后，将饼干储存在一个密封的容器中，食用时取出即可。

注意：这个配方的设计是基于使用超细糙米粉；不要使用普通的糙米粉，因为它不够细腻。另外，面粉在包装和运输过程中会出现结块，所以在量取之前要先过筛，或者用秤称量。

< 柠檬山核桃酥饼 >

山核桃酥饼加上甜中带酸的柠檬卡仕达酱，是一种很好的搭配。如果燕麦粉或山核桃粉很难买到，自己制作也很容易。只要将燕麦或山核桃仁在搅拌机中磨成粉就可以了。做山核桃粉的时候，可以保持搅拌机刀片转动，通过进料盖，每次加入几颗山核桃仁。

原料（可做 16 块）

$^1/_3$ 杯有盐黄油	$^2/_3$ 杯燕麦粉
$^2/_3$ 杯山核桃粉	4 个大鸡蛋
$1^1/_3$ 杯细砂糖	1 小勺香草精
1 小勺杏仁香精	$^1/_3$ 杯新鲜柠檬汁
1 大勺玉米淀粉	$1^1/_2$ 小勺泡打粉
少许盐	糖粉（可选）

做法

将烤箱预热至 175 ℃。

在一个微波炉适用的中等大小的碗中，放入黄油，高火加热 15 秒，使其稍微软化。加入燕麦粉、山核桃粉、1 个鸡蛋、$1/_3$ 杯细砂糖、香草精和杏仁香精，搅拌均匀，直到形成一个软面团。将面团压入一个 23 cm 见方的方形烤盘底部。放入烤箱中下层烘烤 30 分钟，或直到饼皮触感坚实，边缘呈金黄色，取出。让烤箱温度继续保持在 175 ℃。

在一个中等大小的碗中，用电动打蛋器将剩余的 1 杯糖、柠檬汁、玉米淀粉、泡打粉、3 个鸡蛋和盐用中高速搅打 3 分钟，制成柠檬卡仕达酱。

将柠檬卡仕达酱倒在饼皮上，将烤盘放回烤箱中下层，烘烤 20 分钟。然后将烤箱降至 150 ℃，再烘烤 10 分钟，或直到卡仕达酱呈浅金黄色，稍微有点膨胀。倾斜烤盘时，表面不应该出现酱液流动的情况。

待烤好的酥饼完全冷却后再切成方块。如果你喜欢的话，在食用前撒上糖粉。剩余的酥饼要放入容器，盖好盖子，放在冰箱里冷藏保存。

＜树莓青柠冰棒＞

在炎热的夏日，还有什么比这更沁人心脾的呢？将树莓捣碎有助于你准确把握用量。按照这个配方，可以用单格容量 90 mL 的冰棒模具做出 10 根冰棒。如果你没有冰棒模具，可以用容量 150 mL 的纸杯代替。

原料（可做 10 根）

$1^1/_2$ 杯冷水

4 大勺新鲜青柠汁（榨取自 2 个青柠）

10 大勺白砂糖

$1^1/_2$ 杯捣碎的新鲜树莓或 340 g 冷冻树莓

做法

将水和糖放在一个中等大小的锅中，中火煮沸，搅拌至糖完全溶解。关火，加入青柠汁和树莓搅拌。将搅匀的混合物灌入冰棒模具中。用冰棒棍在每个模具中搅动几次，让气泡浮到顶部，并在台面上将模具震动几次，使混合物沉淀在模具中。然后将模具放入冰箱冷冻室冷冻 4 小时左右。

要脱模时，可以将冰棒模具浸入温水中约 30 秒。冰棒脱模后请立即食用。剩余的冰棒可以冷冻保存数周。

< 五种原料花生酱饼干 >

任何种类的花生酱都适用于这个万能配方，但我更喜欢用颗粒型花生酱来制作这款饼干。制作前，应先将花生酱放在室温下并彻底搅拌均匀。两块这样的饼干再加一杯无乳糖牛奶，就是堪称美味的低发漫零食。

原料（可做 28 块）

1 个大鸡蛋

$^3/_4$ 杯白砂糖（可以多加一些用于整形）

1 杯花生酱

$^1/_4$ 杯半甜巧克力豆

$^1/_8$ 小勺海盐或犹太盐

做法

将烤箱预热至 175 ℃。

在一个中等大小的碗中，将鸡蛋、花生酱和 $^3/_4$ 杯糖混匀，直到混合物变得光滑，然后加入巧克力豆搅拌。用手或一个小勺，将面团捏成 28 个直径 2.5 cm 左右的小球，并将它们转移到烤盘上。

将叉子的背面压入饼干面团，做出一个十字形的设计。在用叉子按压第二块面团之前，可以给叉尖松散地蘸一些糖，把面团压至约 0.5 cm 厚。

最后在面团上撒上盐。

　　烘烤 12~14 分钟，或直到饼干中间膨大，边缘开始变硬。切记不要过度烘烤。让饼干在烤盘中冷却，然后把它们储存在密封容器中。

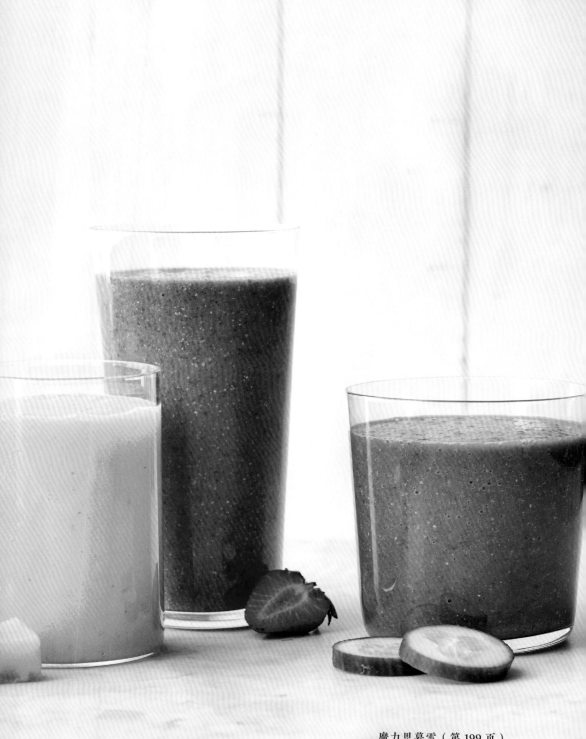

魔力思慕雪（第 199 页）

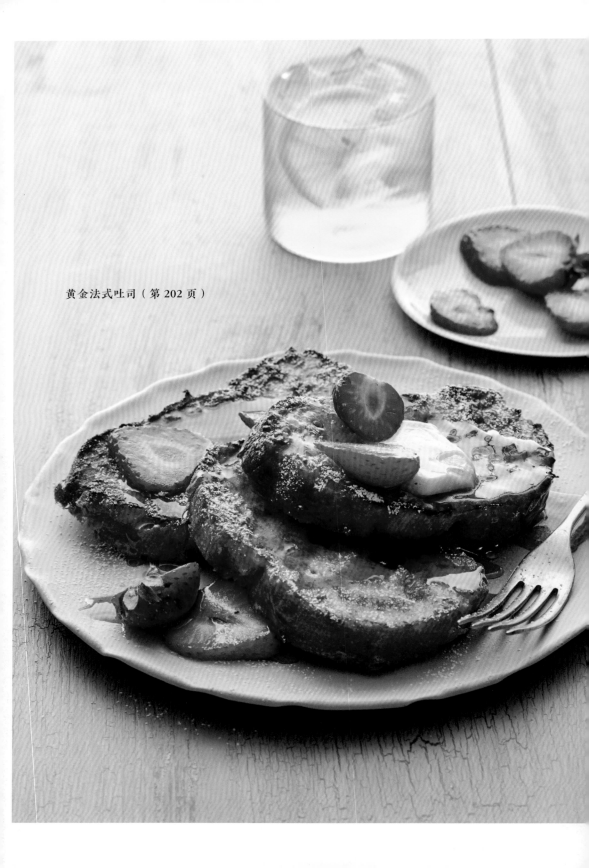

黄金法式吐司（第 202 页）

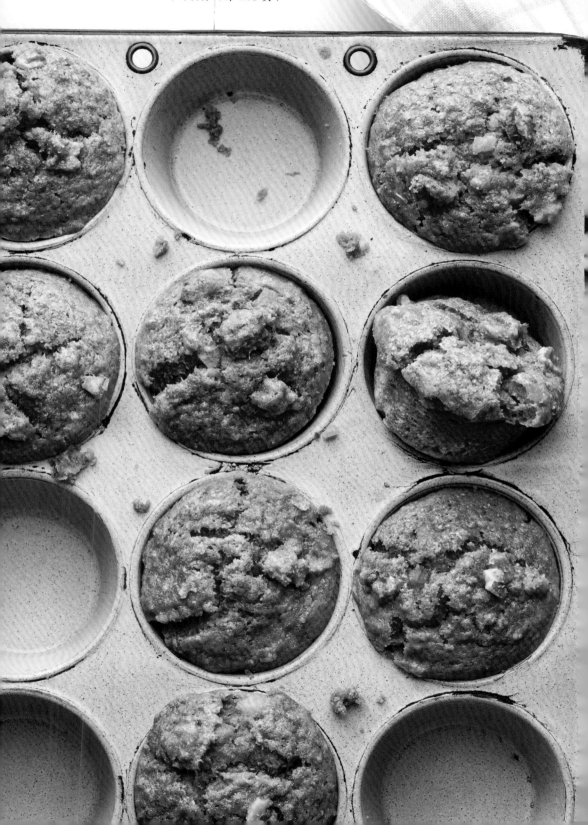

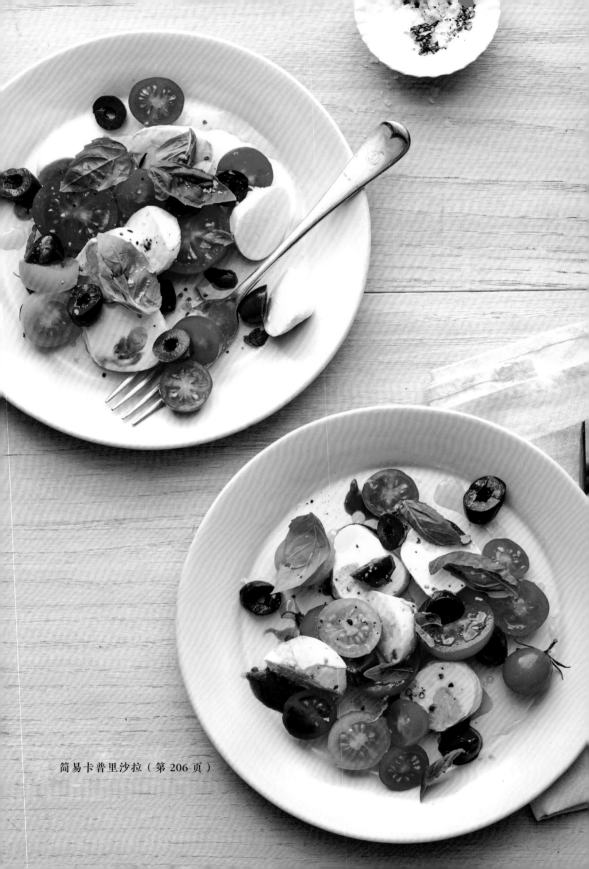

简易卡普里沙拉（第 206 页）

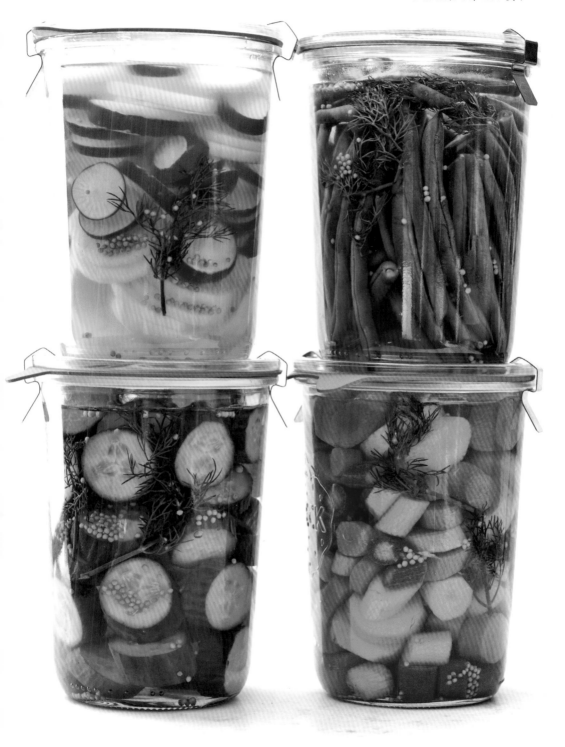

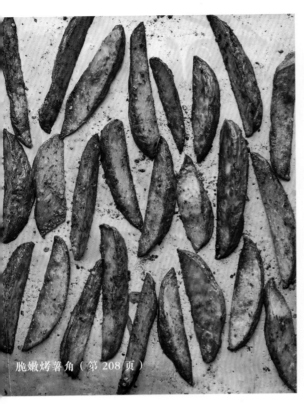

脆嫩烤薯角（第 208 页）

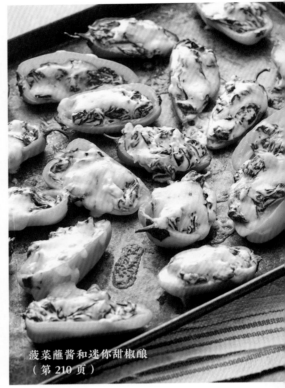

菠菜蘸酱和迷你甜椒酿
（第 210 页）

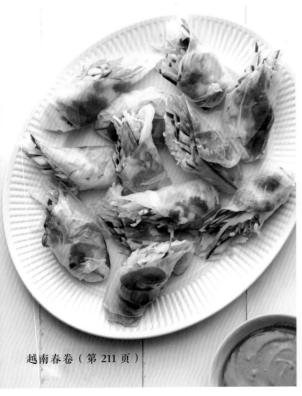

越南春卷（第 211 页）

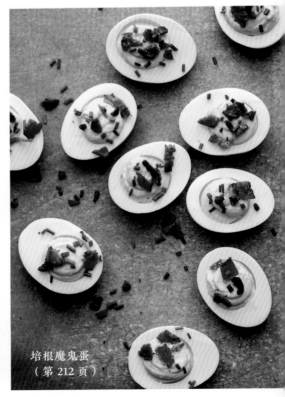

培根魔鬼蛋
（第 212 页）

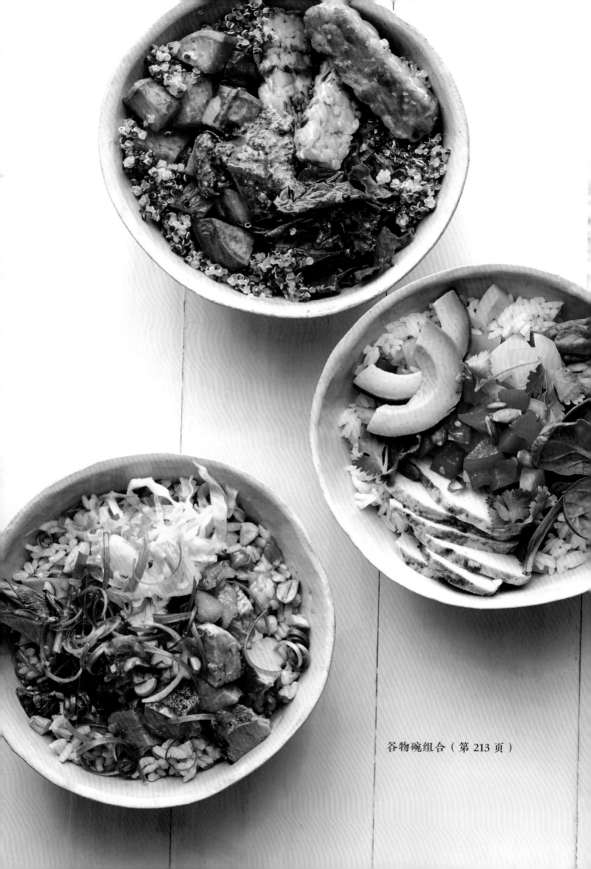

谷物碗组合（第 213 页）

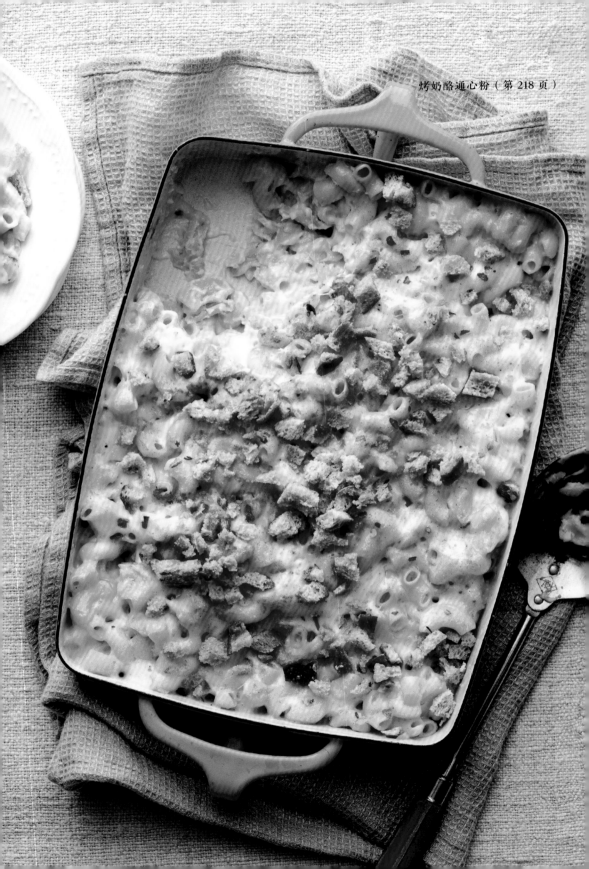

烤奶酪通心粉（第 218 页）

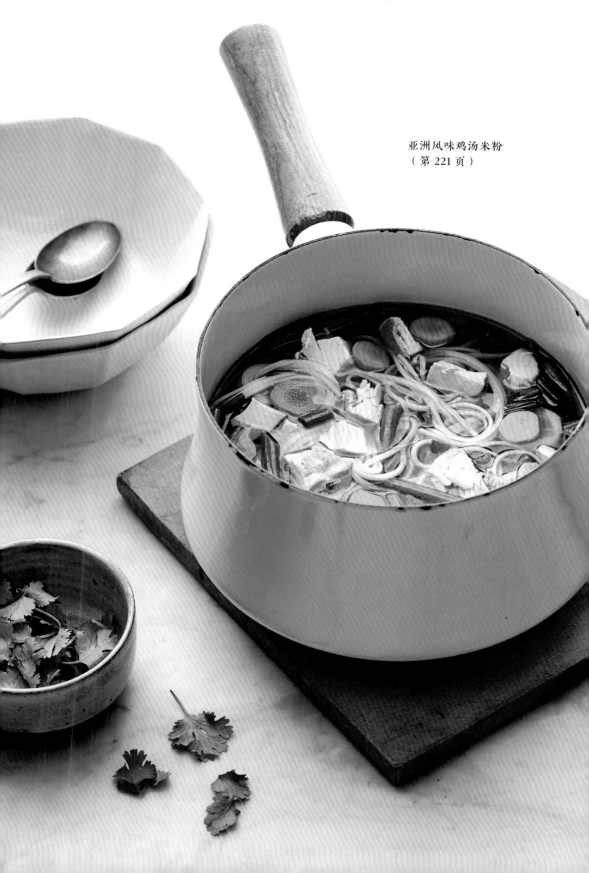

亚洲风味鸡汤米粉
（第 221 页）

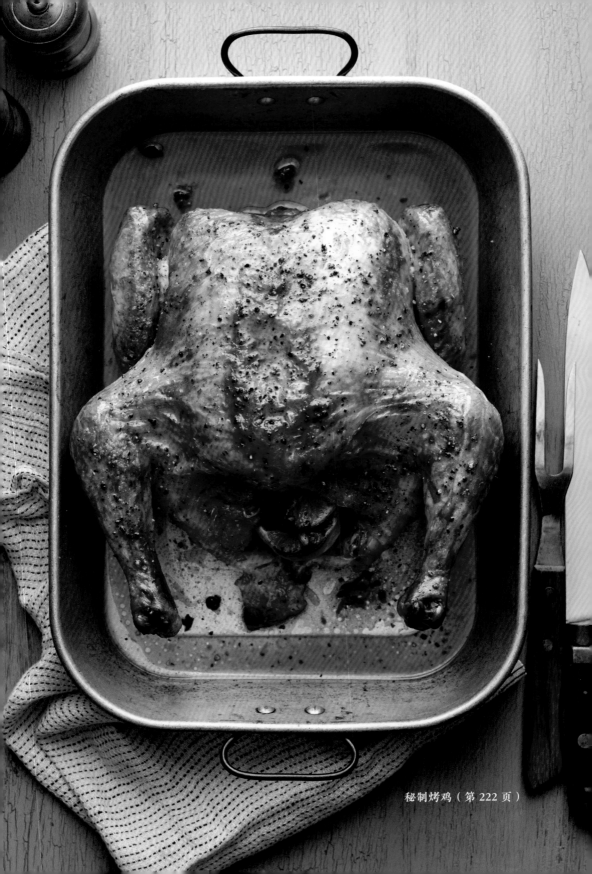

秘制烤鸡（第 222 页）

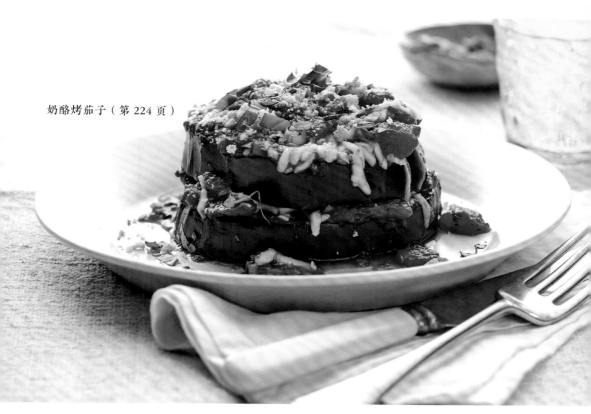

奶酪烤茄子（第 224 页）

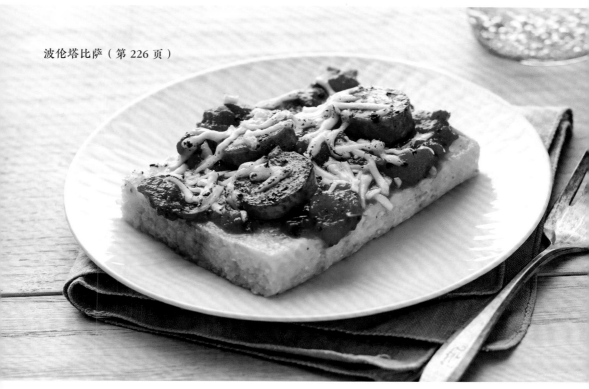

波伦塔比萨（第 226 页）

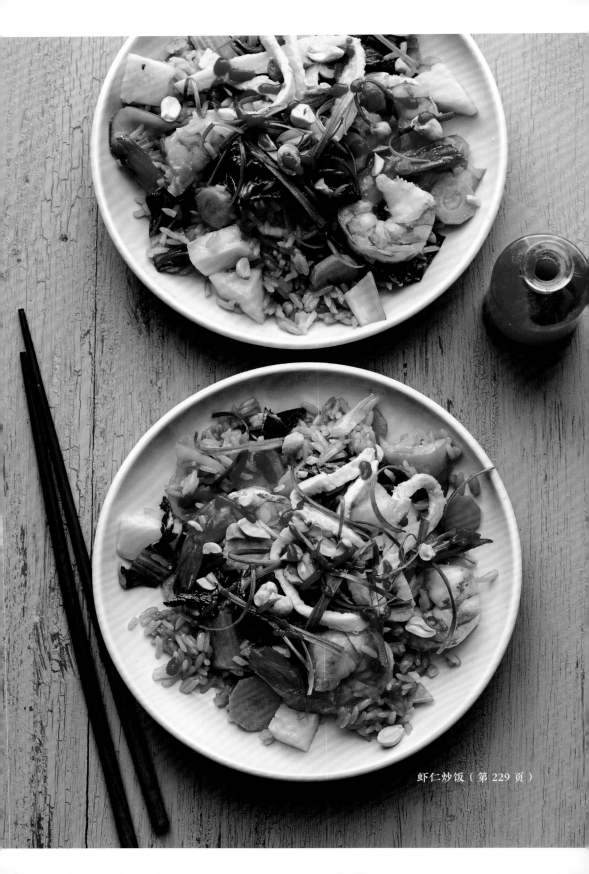

虾仁炒饭（第 229 页）

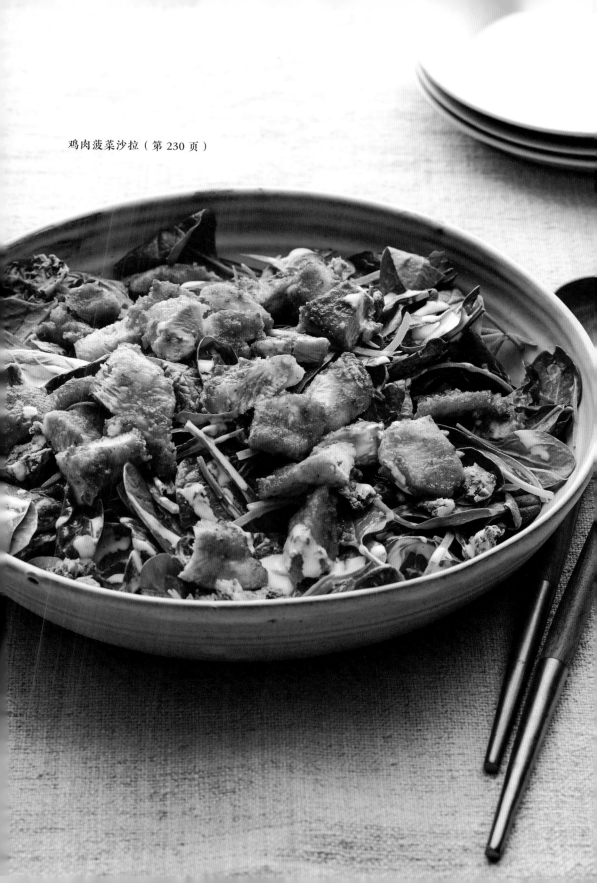

鸡肉菠菜沙拉（第 230 页）

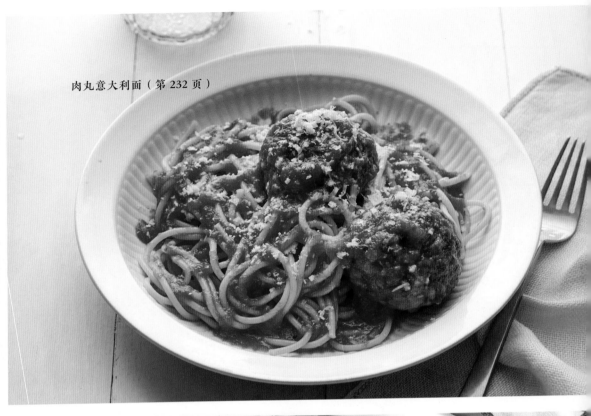

肉丸意大利面（第 232 页）

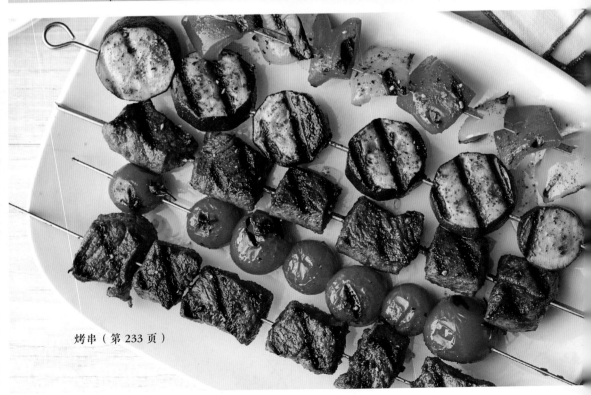

烤串（第 233 页）

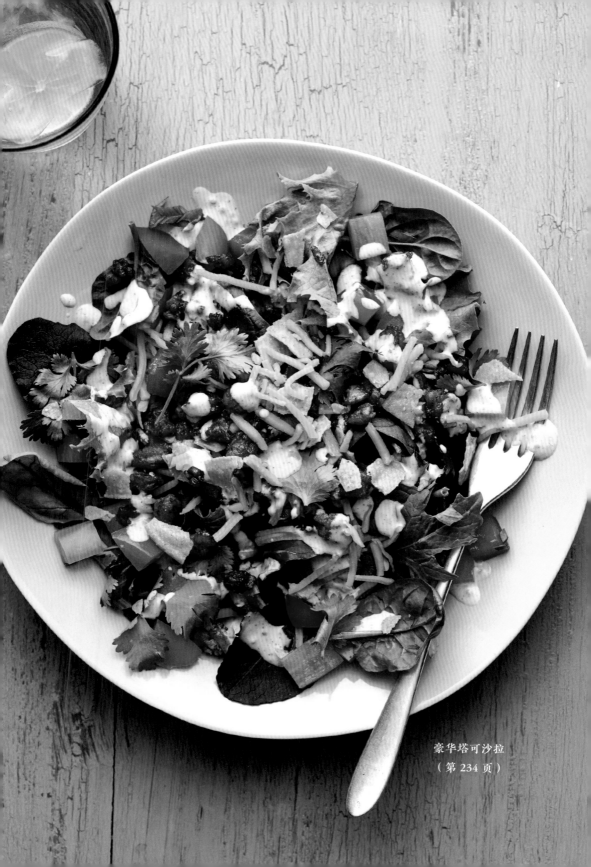

豪华塔可沙拉

（第 234 页）

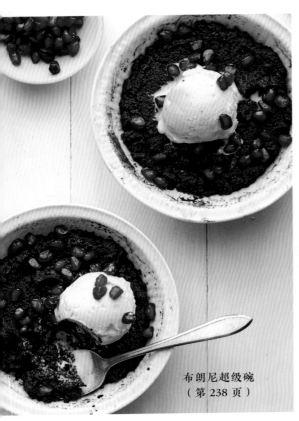

布朗尼超级碗
（第 238 页）

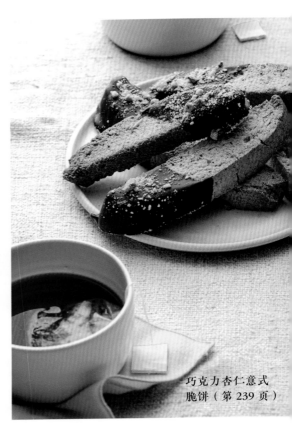

巧克力杏仁意式
脆饼（第 239 页）

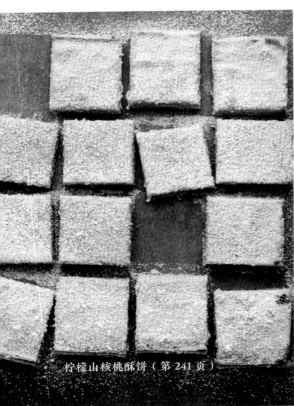

柠檬山核桃酥饼（第 241 页）

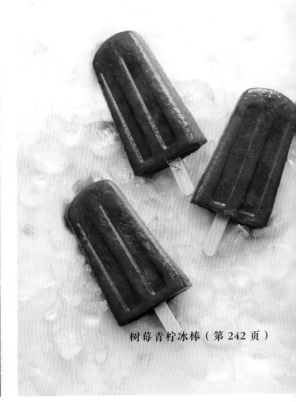

树莓青柠冰棒（第 242 页）

第四章

——

细节

本章深入探讨了有关碳水化合物、发漫成分、消化、吸收、发酵、渗透和肠易激综合征的科学原理。这部分内容是为想了解更多知识的普通读者以及专业人员准备的。此外，本章介绍了提供膳食纤维、蛋白质和钙的低发漫食物，还讲述了有关益生菌、营养补充剂和其他的食物不良反应等问题。

饮食背后的科学

碳水化合物的基础知识

食物中的碳水化合物是由单个糖分子或多个糖分子以不同形式组成的

物质。碳水化合物和蛋白质、脂肪一起，为身体提供能量。许多食物同时含有蛋白质、碳水化合物和脂肪。其中，糖果、谷物、水果、蔬菜、豆类和乳制品含有大量碳水化合物，肉类、鱼类、油脂类则几乎不含碳水化合物。

有一类碳水化合物不易被吸收，会在肠道内快速发酵，且具备渗透活性，这类碳水化合物被称为发漫成分。发漫成分的渗透活性高，是因为发漫成分是小分子结构，根据物理定律，小分子比大分子具备更大的渗透潜能。发漫成分发酵速度快，则是因为它们可供微生物接触的表面积更大，所以会被微生物快速发酵。

构成所有碳水化合物的基本单位是单糖，这是一类最基础的碳水化合物。单糖只由一个糖分子组成。葡萄糖、果糖和半乳糖都是单糖，其中只有果糖属于发漫成分。

两个单糖分子相连可以组成双糖。蔗糖（比如砂糖）就属于双糖，一个蔗糖分子是由一个果糖分子和一个葡萄糖分子组成的。蔗糖是发漫成分果糖的来源之一。乳糖也是一种双糖，由一个葡萄糖分子和一个半乳糖分子组成。乳糖属于发漫成分。

除了单糖和双糖之外，还有分子链更长、更复杂的低聚糖或多糖。其中，低聚糖的分子链相对简单、短一些，最多由 10 个单糖分子组成。低聚糖不能被人体内的消化酶分解，因此也属于一种膳食纤维。果糖分子组成的短链糖（低聚果糖）和半乳糖分子组成的短链糖（低聚半乳糖）都属于低聚糖，也都属于发漫成分。膳食纤维的命名和分类方法有很多，例如，可溶性膳食纤维曾经被认为是缓解肠易激综合征症状的有效方法，但现在这一观点已经过时了，所以在此我们不再根据"是否可溶"来给膳食纤维分类。本书主要关注的是膳食纤维是否具备"可快速发酵"和"高渗透活性"这两个特征，以此来判断是否适用于肠易激综合征患者的饮食中。

淀粉是另一种碳水化合物，它的分子链要长得多，由葡萄糖分子聚合而成。有些淀粉甚至由数千个单糖分子组成。富含淀粉的食物有大米、小麦、玉米和土豆。淀粉不属于发漫成分。

多元醇是我们将讨论的最后一类碳水化合物。人们通常误以为多元醇是人工甜味剂，其实它们是存在于水果和蔬菜中的天然甜味剂。常见的多元醇有山梨糖醇、木糖醇和甘露糖醇。多元醇也属于发漫成分。

< 消化、吸收和吸收不良 >

消化是将食物中的碳水化合物、蛋白质和脂肪分解为最小单位的过程。在这里我们只讨论与发漫成分有关的消化问题，比如，一些碳水化合物会在消化的过程中被分解为单糖。消化的过程在口腔里就开始了：我们的牙齿咀嚼、研磨食物，并使其与唾液混合，唾液中含有的酶就会发挥消化作用。食物中的双糖和淀粉则会被小肠黏膜细胞的刷状缘分泌的酶进一步分解。

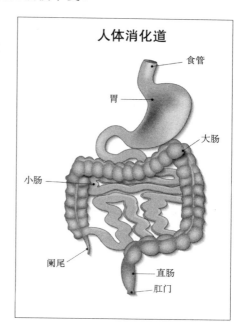

人体消化道

食管

胃

大肠

小肠

阑尾

直肠

肛门

当碳水化合物被分解为葡萄糖、果糖和半乳糖以后，这些单糖分子就可以被吸收了——它们穿过小肠内壁进入血液，又从那里被带往各处为身体提供能量。如果碳水化合物不能被分解或不能穿过小肠内壁，那么就会出现吸收不良。当碳水化合物吸收不良时，它们会作为发漫成分留在肠道中。还记得前面提到的低聚糖吗？它们就不能被人体消化、吸收，因此会滞留在肠道中。通常情况下，它们会在大肠微生物的作用下发酵。

有以下几种情况会干扰人体的正常吸收。病毒性胃肠炎或炎性肠病等疾病会导致小肠通过时间加快，如果食物在消化酶发挥作用之前或被吸收之前就通过了肠道，那么人体就有可能出现营养吸收不良的情况。此外，食物中毒、小肠细菌过度生长、乳糜泻或克罗恩病等造成的肠道损伤都能影响消化酶的正常分泌或损害肠道内吸收营养的肠黏膜上皮细胞。如果有人通过手术切除了一部分小肠，那么他的营养吸收状况也会受到影响。最后，很少有人知道的一点是小肠长度的个体差异其实是很大的，成人的小肠长度在 201~1090 cm 之间不等。较短的小肠被认为在一定程度上更能适应营养吸收。

< 渗透 >

发漫成分的一个典型特征是它们具备很高的渗透活性。这个概念可能比较新，但并不难理解。按照自然规律，半透膜两边不同浓度的液体，其最终浓度要趋向一致。水分会根据需要穿过半透膜来对浓度进行调节。这时候，与大分子物质相比，像发漫成分这样的小分子物质会更强烈地吸引水分穿过半透性的肠黏膜。如果肠道内含有高浓度的发漫成分——某些单糖或低聚糖，水分就会被它们吸引流入肠腔。由此而导致的急性水样便排泄，被称为"渗透性腹泻"。

相比于腹泻型，渗透作用如何影响便秘型肠易激综合征患者可能更难想象。有新的研究证据表明，发漫成分引发的渗透作用有一部分发生在小肠。也许是由此带来的腹胀造成这类患者无法正常处理气体和液体，从而引发便秘。也可能是发漫成分的渗透作用对便秘型肠易激综合征患者不像对其他类型肠易激综合征患者那样影响显著。就目前而言，我们只能说发漫成分以不可预测的方式影响着液体平衡和肠道蠕动。尽管其中的机制尚不完全清楚，但是低发漫饮食的确能够改善便秘型肠易激综合征患者的症状，尤其是对那些同时伴有产气过多、腹胀和腹痛症状的患者。

< 发酵 >

发漫成分会在肠道细菌的作用下迅速发酵。我们的大肠里生存着数十亿的细菌微生物。事实上，我们体内的细菌数量与人体本身的细胞数量差不多！这是一种常态。人类没有消化膳食纤维的酶，但细菌有。细菌需要能量来生存，当我们的食物残渣中的糖和膳食纤维到达大肠时，细菌可以分解它们来获得能量，这一过程就是发酵。而另一方面，我们的小肠中应该只有非常少量的微生物。如果细菌在小肠内过度生长，那么小肠内也会发生发酵。

细菌会在发酵过程中生产短链脂肪酸、氢气和二氧化碳气体。这些气体中的一部分又被结肠中的其他微生物所消耗，产生醋酸、甲烷、硫酸盐和硫化氢。一种叫古细菌的微生物会消耗氢气并产生甲烷，它们可能在便秘型肠易激综合征中发挥重要作用。未被使用的气体或者通过肛门以屁的形式排出，或者被吸收到血液中，进入肺部，并通过呼吸排出体外。肠道微生物每天生产 0.5~1.9 L 的气体，这就解释了为什么健康的人每天会放屁多达 14 次。

从某种程度上说，发酵其实一个正常和合理的过程。肠道细菌产生的短链脂肪酸对我们的健康至关重要。它们滋养着结肠内的上皮细胞，在预防癌症和心血管疾病方面也发挥着重要作用。因此，担心"低发漫饮食会影响短链脂肪酸产生"是有道理的，这也是为什么我们认为长期严格遵循低发漫饮食法会有潜在风险。

有些碳水化合物确实会比其他碳水化合物发酵得更快，这也是我们在实际操作中确定发漫成分的一个重要标准，就是它们都能快速发酵。发漫成分可以让细菌在短时间内产生大量气体，使肠道突然膨胀，从而导致肠易激综合征患者出现腹胀、腹痛和产气过多等症状。可以说，肠易激综合征患者摄入发漫成分后产生的气体可能比肠道正常的人产生的多，而且不同类型的肠易激综合征患者产生的气体类型也不同。

< 其他潜在的发漫作用机制 >

医学研究人员正在努力了解更多关于肠易激综合征患者不耐受发漫成分的相关机制，以及发漫成分对人体的影响是否会延伸到肠道之外。一些最新的研究表明，低发漫饮食可能会改善一些更普遍的症状，如抑郁症、焦虑症和睡眠障碍。如果发漫成分对这些症状有影响，其作用机制可能超出了简单的发酵和渗透。一些已被提出的目前正在研究中的作用机制包括：发漫成分对免疫激活的影响、神经内分泌细胞数量的改变、组胺释放量的增加、肠道细菌内毒素的释放（导致疼痛和肠黏膜通透性增加）。

发漫成分解析

< 发漫成分的实验室分析 >

有关发漫成分的绝大多数数据是由澳大利亚莫纳什大学的研究人员提

供的。我在 2013 年去那里访问时，见到了他们的研究团队，并参观了他们的实验室。在那里，他们使用高性能液相色谱法和果聚糖试剂盒对数百种食物的发漫成分含量进行分析。这是一个漫长而耗资较大的研究过程。也有几个私人实验室在分析发漫成分数据供自己内部使用，结果并不对外公布。

< 乳糖 >

乳糖是由葡萄糖和半乳糖组成的双糖，它是存在于牛奶中的主要糖类。从奶牛到骆驼的任何哺乳动物所生产的乳汁都含有乳糖。不同的乳制品在乳糖含量上有很大的差异。更多详情请见 "复杂食物解析"（第 257 页）。

很多人没有意识到，除了乳制品之外，药物也是乳糖的来源之一。在大约 20% 的处方药和 6% 的非处方药中，乳糖被作为填充剂或涂层剂使用。讽刺的是，即使是在用于治疗胃肠道疾病的药物中，这些占比也依然不变。服用多种药物的患者可能以这种方式摄入了相当多的乳糖。

乳糖必须经过乳糖酶的分解才能被人体吸收。乳糖酶是由肠黏膜上皮细胞生成的，但许多人在成年后生产的乳糖酶不如儿童时期的多，这种情况被称为 "乳糖酶缺乏"。乳糖酶缺乏可能是原发性或继发性的。原发性乳糖酶缺乏在婴幼儿中非常罕见，因为婴幼儿要存活就必须依靠乳糖酶来消化母乳中的乳糖。然而，高达 90% 的成年人生产的乳糖酶明显少于其儿童时期的，特别是非洲人、亚洲人等。在某些气候适宜饲养奶牛的地区（尤其是北欧），牛奶和乳制品成为当地经济和饮食的重要组成部分。而有趣的是，北欧人也更倾向于在成年后依然保留消化乳糖的能力，至少在某种程度上是这样的。

如果小肠内能生成乳糖酶的细胞因为某种疾病或手术（如乳糜泻、胃肠炎、克罗恩病或肠道切除术）而受损或去除，就可能导致继发性乳糖酶缺乏。那些会加快肠道运输时间的疾病，例如溃疡性结肠炎，则会引起乳糖吸收不良。即使该疾病没有直接影响小肠，也会导致乳糖还没来得及被消化、吸收就离开了小肠。

< 果糖 >

果糖是一种单糖，存在于蜂蜜、果葡糖浆和水果中。在不同的食物中，果糖和葡萄糖的比例也各不相同。果糖也可以与葡萄糖结合在一起，以蔗糖的形式存在。

果糖不需要再经过消化分解，它已经是一种单糖。果糖通过小肠细胞膜被吸收的方式可能有两种。第一种是低容量型扩散，即果糖分子可以自行通过细胞膜。第二种则来自一种运输机制，只有当每个果糖分子有一个相应的葡萄糖分子与其搭配时才会起作用。如果多余的果糖没有葡萄糖做搭档，它就不能通过这种机制被吸收。这就解释了为什么在适度的情况下，即使是对果糖不耐受的人也能很好地耐受含有等量葡萄糖和果糖的白砂糖，以及为什么果糖含量低于葡萄糖的草莓、橙子、香蕉和菠萝等水果在少量食用时也能被耐受。不过，果糖的总摄入量也很重要，这就是为什么在排除阶段要限制水果和各种甜食的食用量。在有葡萄糖同时存在的情况下，果糖吸收得更彻底，而在有糖醇同时存在的情况下，果糖则吸收得更少。

< 多元醇 >

山梨糖醇和甘露糖醇是在发漫成分实验室中受测的两种多元醇，但在我们的食品供应中还有许多其他的多元醇。多元醇表现出很强的渗透活性，即使对没有患肠易激综合征的人来说，大剂量的多元醇也是"强力泻药"。

它的这一特点经常被我们拿来利用，并在很大程度上解释了为什么西梅会有预防便秘的奇效。

山梨糖醇作为一种多元醇，天然存在于一些水果和蔬菜中。除了西梅和苹果之外，它还存在于甜玉米、梨、黑莓、杏、桃子和李子中。蘑菇、花椰菜、荷兰豆等蔬菜则含有甘露糖醇。

多元醇只能通过被动扩散被人体吸收，这是一个非常缓慢的过程。我们摄入的大部分多元醇都留在肠道中，而只有小部分被吸收，这是一种常态。这种特征让它们在无蔗糖食品中被广泛应用——它们提供甜味，但热量较低，对血糖的影响也比普通的糖要小。

从玉米、甘蔗、桦木或乳清中提取的多元醇经常作为添加剂被用在无糖口香糖、无糖糖果、低碳水化合物代餐棒、蛋白粉、液体或咀嚼式药物和营养补充剂中，以给它们增加甜度。这些添加剂具体包括木糖醇、山梨糖醇、甘露糖醇、麦芽糖醇、赤藓糖醇、异麦芽糖醇、乳糖醇和氢化淀粉水解物。聚葡萄糖严格意义上不属于多元醇，但它是山梨糖醇的衍生物，也具有发漫成分的特性。美国食品药品监督管理局要求添加了多元醇和聚葡萄糖的产品，外包装要标明"肠胃敏感人士可能会因过量食用本产品而出现腹泻"。

< 低聚糖 >

果聚糖和低聚半乳糖（包括棉子糖和水苏糖）是在发漫成分实验室中受测的低聚糖。大多数含有低聚糖的食物都含有这两种类型的低聚糖，但有些食物中一种低聚糖含量比另一种多。

果聚糖是果糖聚合而成的短链糖。它的小分子形式使其可以快速发酵并具有渗透活性。菊粉的分子链稍长，有时也会被称为果聚糖。在美国，人们摄入果聚糖的主要食物来源是小麦、洋葱和大蒜。在欧洲的某些地区，黑麦是人们摄入果聚糖的一个重要来源。

菊粉，在食品成分表中可能会被描述为 "菊苣根提取物"，有时被添加到食品和营养补充剂中以提高膳食纤维含量，这些产品会作为高纤维食品推荐给感兴趣的消费者。添加菊粉是为了促进短链脂肪酸的生成，或给肠道中的有益菌提供食物。低聚果糖也可能出于同样的原因被添加到一些产品中。但这种做法通常对肠易激综合征患者没有帮助。

低聚半乳糖和果聚糖都属于低聚糖。低聚半乳糖是半乳糖分子组成的短链糖。低聚半乳糖的主要饮食来源是豆类，如腰豆、斑豆、黑豆、大豆和干豌豆瓣。食用它们容易导致体内产气。

低发漫饮食对肠易激综合征的有效性

虽然我们还要进一步研究发漫成分的作用机制，但我们对低发漫饮食的有效性已经有了相当程度的了解。观察性研究和随机对照试验表明，低发漫饮食使 85% 的肠易激综合征患者的症状得到了显著改善。莫纳什大学的埃玛·阿尔莫斯和同事进行了一项重要的、精心设计的研究实验。结果表明，70% 的肠易激综合征患者在摄入低发漫饮食时的感受要显著优于摄入当地的澳大利亚式饮食时的感受，参与者包括了所有类型的肠易激综合征患者。将低发漫饮食与高发漫饮食或患者以前的饮食进行比较的研究也表明，低发漫饮食在改善肠易激综合征症状方面有显著且持续的效果。更严格地坚持低发漫饮食的患者，症状会得到更大的改善，这一点也毋庸置疑。

不过，将低发漫饮食法与针对肠易激综合征的标准饮食疗法进行比较时，其研究结果更为多样，这在一定程度上取决于被比较的两种饮食之间的差异度或相似度。海蒂·施陶达赫尔及其同事在 2011 年对两组英国患者进行的研究发现，接受低发漫饮食治疗的患者中有 86% 的人改善了症状，而接受标准饮食治疗的患者中只有 49% 的人改善了症状。然而最近，瑞典的一个研究小组发现，低发漫饮食和肠易激综合征标准饮食所带来的改善程度大致相同。密歇根大学的尚蒂·埃斯瓦兰及其同事进行的一项研究发现，与标准饮食疗法相比，采用低发漫饮食法的患者在腹胀、腹痛和大便次数方面有显著改善，但在其他肠道症状（如大便形状）方面没有改善。

在为期较长的研究中，低发漫饮食对症状的改善效果可以说是持久的，至少在由专业营养师提供干预时是如此。在一个研讨会上，有一项来自英国的研究，专门针对那些在排除阶段和重新引入阶段结束后，症状得到显著缓解的患者进行了调查。其中，71% 的人在一年后仍对他们的症状缓解情况感到满意。

低发漫饮食对儿童患者的效果如何还有待观察。迄今为止，对这一人群所做的唯一一项研究持续时间还较短。受测的一组儿童先是吃 2 天的低发漫饮食，然后恢复 5 天正常饮食，接着又吃 2 天的高发漫饮食。在这项研究中，尽管低发漫饮食对症状有整体改善的趋势，但只对腹痛发作的次数和严重程度有显著改善。

低发漫饮食的风险

假设你已经详细规划了你的低发漫饮食方案，以提供你所需要的所有营养，那么剩余的潜在风险与肠道菌群有关。有研究发现，低发漫饮食与粪便中双歧杆菌的减少和肠道菌群中细菌菌株的多样性变化有关。我们首先应该注意到肠易激综合征患者的肠道菌群与健康人群对照组的肠道菌群是不同的。甚至在肠易激综合征患者开始改变饮食之前，他们肠道菌群的多样性和稳定性就较差，并且和健康人群相比，细菌的类型和数量也不同。低发漫饮食对粪便菌群的影响并不令人惊讶，毕竟我们试图剥夺产气细菌最喜欢的"快餐"。但这可能令人担忧，因为其中的一些细菌（如双歧杆菌）确实会为我们生产有益的物质，如短链脂肪酸。目前我们仍然面临着许多没有答案的问题，例如与发漫成分相关的细菌多样性的变化是有益于健康的还是不利于健康的，以及这些变化是否真的会导致短链脂肪酸产量的减少？这些变化到底是好还是坏？对人类健康意味着什么？多年来，人们一直认为肠道细菌发酵得更多、短链脂肪酸产生得更多、粪便酸碱度变得更低都是有益的，但如果由发酵带来的其他产物（比如细菌的代谢产物）会导致肠易激综合征或引发它的某些症状呢？

你可以做以下几件事，来应对这些潜在的风险。

- 吃各种各样的低发漫食物。不要回避含有少量发漫成分的食物（本书中以粗体字显示的食物），但只按照建议的分量吃，而且在同一顿正餐或加餐中摄入的种类不要超过 1~2 种。

- 在执行低发漫饮食方案的过程中，选择足够的、优质的能提供膳食纤维的低发漫食物（见第 265 页"提供膳食纤维的低发漫食物"）。

- 如果你发现即使在这个饮食方案结束后，你还需要继续坚持改良版的低发漫饮食，请与相关医疗人员讨论膳食纤维补充剂的使用问题。车前子壳、阿拉伯胶和部分水解的瓜尔胶这些益生元膳食纤维可以促进肠道内有益菌的生长，特别是双歧杆菌，它们能产生短链脂肪酸而不产生气体。

- 如果你在进入重新引入阶段后对发漫成分的"摄入预算"有限，请优先考虑食用含有低聚糖的食物。低聚糖可以充当益生元，是有益菌的食物。如果你必须在多吃洋葱和多喝果汁、多吃甜食之间做出选择，那就选择吃洋葱吧。

- 选择富含抗性淀粉的优质低发漫食物。正如低聚糖一样，抗性淀粉可以促进有益菌的生长，因为它们在小肠中不能被消化，就可以被大肠中的细菌利用。它们发酵缓慢，所以比起发漫成分，更不容易引起肠易激综合征症状。富含抗性淀粉的优质食物包括冷却的熟土豆、玉米薄饼、生燕麦和未成熟的绿香蕉。

- 与你的医生或营养师讨论益生菌的使用问题。在最近的一次医学会议上，来自伦敦国王学院的研究人员称，肠易激综合征患者在采用低发漫饮食法的同时服用益生菌，可以保持住体内双歧杆菌的数量，并且不会干扰低发漫饮食的效果。如果这些发现在其他研究中也得到证实，可能很快会成为标准原则。

复杂食物解析

有食物过敏或食物敏感的人通常必须避开问题食物和由其衍生而来的任何食物。例如，如果你对玉米过敏，你要避开从玉米棒到玉米粉等一切含玉米的食物。对发漫成分来说，情况并非如此泾渭分明，你只需要避开发漫含量高的食物即可。这是一个好消息，因为这意味着你不必完全避开潜在的高发漫食物，如玉米、大豆、牛奶和小麦，而是可以根据它们的种类和加工方式适当选择。你可以照搬"低发漫食物储藏柜"（第 87 页）中的食物清单，但如果你对细节感到好奇，请继续往下阅读，以便你能对此想得更清楚。

先来说说"加工"，有时人们提到这个词，似乎总认为它是不好的。我虽然也不赞同吃太多的高度加工食品，但并不是所有的加工都是洪水猛兽。许多准备食物的传统方法在本质上就是加工，例如制作酸面包或奶酪，甚至在家里罐装或冷冻自己种植的果蔬都是一种加工。而一些加工方法可以减少食物中的发漫成分含量。

面对那些以豆类、牛奶等作为原料的食品，想要搞清楚其中哪些的发漫成分含量比较低，第一个关键点就是要知道发漫成分是水溶性的，它们能溶解于水。因此任何涉及在水中浸泡或煮沸，然后将水弃用的加工或烹饪方法都有可能降低最终成品的发漫成分含量。第二个关键点是油，它们的成分 100% 都是脂肪，所以无论是哪种植物油，其中都没有发漫这类碳水化合物的存在。第三点，淀粉和胶类不属于发漫成分。第四点，发酵可以减少一些食物中的发漫成分含量，就像用传统方法制作的酸面包或经过 24 小时发酵的酸奶那样。发酵培养物中的微生物在"加工"食物时为我们吃掉了发漫成分。

我的患者经常问我，发酵蔬菜的发漫成分含量是否更低。我认为即使未经加工的生蔬菜本身的发漫成分含量很低，对发酵蔬菜做出这种假设也并不合适。不完全发酵有可能仅仅是把蔬菜中的长链纤维和淀粉分解成短链碳水化合物（可能是发漫成分），从而实际上增加了食物中的发漫成分含量。此外，有时在谷物或蔬菜的发酵过程中还会产生多元醇。一项研究表明，在酸面团发酵的某些阶段，甘露糖醇和赤藓糖醇的含量都增加了，显然这是由酸面团酵头产生的。幸运的是，莫纳什大学的发漫成分实验室对斯佩尔特小麦和普通小麦制作的酸面包进行了测试，最终成品的发漫成分含量是很低的。而对于其他食物，如泡菜、酸菜和腌制甜菜，我们将不得不等待实验室对其进行分析才能得出结论。

< 玉米 >

我们已经习惯在超市看到许多不同品种的苹果，你可以回想一下各种苹果的不同口感和甜度。其中有些苹果更适合做苹果派，有些则更适合直接食用，这也许都是有道理的。如果把这些苹果都送去实验室检测，它们可能有不同含量的果糖或山梨糖醇，这取决于它们有多甜或多酸。

玉米的情况也是如此。在美国，进行商业化种植的玉米主要有三种：甜玉米、大田玉米和爆裂玉米。不同品种的玉米有不同的烹饪方式和食用特质。甜玉米甜度高，是因为其中含有山梨糖醇，对于这一点你应该不会惊讶。玉米罐头、冷冻玉米粒和即食玉米棒使用的都是甜玉米。大田玉米和爆裂玉米则是淀粉含量高，并且山梨糖醇含量低。玉米粉、玉米粥和玉米薄饼这些适合于低发漫饮食排除阶段的玉米制品，都是用大田玉米制成的。将玉米加工成玉米片似乎会以某种未知的方式增加其低聚糖的含量，因此目前在排除阶段的饮食中只建议食用少量的早餐谷物玉米片。

玉米淀粉的发漫成分含量很低，因为淀粉既不是单糖、双糖，也不是短链糖。玉米油的发漫成分含量也很低，因为油不含发漫成分。玉米纤维是从玉米中分离出来的，作为一种功能性纤维素添加到食品中，它还没有经过专门的测试，但可能有较高含量的低聚半乳糖。

＜大豆＞

大豆制品中潜在的发漫成分是低聚糖，特别是低聚半乳糖。我们常吃的绿色毛豆，其实就是还未成熟的大豆，它通常作为蔬菜或植物蛋白的来源被食用。尽管毛豆的营养成分数据还没有公布，但我知道它的发漫成分含量很低。成熟的大豆则含有大量的低聚半乳糖，但是将大豆变成各种豆制品的加工方法会对发漫成分含量产生很大影响。如果进行测试，许多由全豆制成的食品也会有较高的发漫成分含量，比如组织化植物蛋白或含有大豆的素食汉堡等。然而，如果是经过了浸泡、发酵的豆制品，比如大豆丹贝，它的发漫成分含量就会降低。澳大利亚市场上的大豆丹贝已经通过实验室检测，确定是低发漫食物。不过，制作丹贝的具体成分和步骤各不相同，因此，在你确定自己能耐受它之前，请谨慎食用当地生产的丹贝。

豆腐是一个有趣的例子，它有两种基本的制作方法。这两种方法都要将大豆浸泡，加水磨成浆，并使之凝固。在第一种方法中，高蛋白的"凝乳"需压制出来并与水分离，这样就去除了发漫成分。然后，这些豆腐块在食用前都被保存在水中，低聚半乳糖的含量可能会进一步降低。因此，这种质感较硬的北豆腐是你最好的选择。用另一种方法制作出来的是比较嫩的南豆腐，它在加工过程中没有经过压制或沥干，通常在包装容器中就被凝固了。所有的低聚半乳糖仍然留在成品中。

由全豆和水制成的豆乳含有大量的发漫成分。即使大豆残渣被过滤掉了，低聚糖仍留在豆乳中。而以豆乳为主要成分的大豆酸奶这样的食品可能也含有大量的发漫成分。莫纳什大学的实验室对澳大利亚市场上用大豆分离蛋白制成的豆乳进行了测试，其发漫成分含量明显很低。市场上的大多数大豆蛋白粉可能都含有发漫成分，但是用大豆分离蛋白制成的产品可能会比其他产品的发漫成分含量低。可以的话，请选择经过实验室检测并被认证为低发漫食物的大豆蛋白制品。

大豆油和大豆卵磷脂不含任何膳食纤维，因此它们的发漫成分含量很低。酱油和味噌是由发酵的大豆制成的，据称它们的发漫成分含量也很低。

< 干豆类 >

我这里所说的干豆类，特指那些专为获取其干燥的种子而种植的作物。它包括所有的小扁豆，还包括干的豌豆瓣，但不包括新鲜、冷冻或罐头装的青豌豆。它几乎包括每一种干豆子，但不包括四季豆和毛豆（大豆和花生也不被算作干豆类，因为它们的含油量很高）。虽然这些食物对我们所有人来说都是有价值的营养来源（如果我们能耐受的话），但它们作为蛋白质来源在蛋奶素食者或纯素食者的饮食中更具有特殊意义。它们的发漫成分含量也很高。你会注意到，在"低发漫食物储藏柜"（第 87 页）的植物蛋白来源清单中，列出了小份的沥干的罐头装小扁豆和罐头装鹰嘴豆，这两者是可以食用的，但是自己从头开始煮的就不可以，因为它们没有像罐头装的那样在液体中浸泡几个月。罐头装小扁豆和罐头装鹰嘴豆中的大部分低聚半乳糖已经渗出到罐头的液体中，当你将它们沥干并冲洗干净后，发漫成分就会消失。与此相反的是自制小扁豆汤，当你喝进小扁豆的汤汁时，其中的发漫成分也随之进入体内。如果用大量的水烹煮少量的鹰嘴豆、黑扁豆或红扁豆，然后沥干，那么这些豆类就可以认为是低发漫食物。但是到目前为止测试过的其他干豆类，即使是罐头装的，对于低发漫饮食的排除阶段来说，低聚半乳糖的含量也还是太高了。

希望在重新引入阶段结束后，你能够享受更多的干豆类食物。到了那个时候，请记住，任何你能做到的浸泡、冲洗和沥干的步骤都会减少食物的发漫成分含量。罐头装豆类的发漫成分应该会比那些从头煮起的豆类的少。小份的食物会比大份的食物更耐受。还有，不要喝煮豆子的水！

< 牛奶 >

牛奶及乳制品中令人担忧的发漫成分是乳糖。它与牛奶的含水部分——乳清有关。1 杯普通牛奶含 11~15 g 乳糖，而炼乳的乳糖含量更高。它们都不适合在低发漫饮食的排除阶段食用。

陈年奶酪几乎不含乳糖。在奶酪制作过程中，乳清会与凝乳分离。而乳糖存在于乳清中，所以大部分乳糖会在这道工序中被去除。在陈化过程中，对人体友好的微生物会将剩余的乳糖消耗掉。而湿奶酪，如里科塔奶酪或农家干酪，仍然含有乳清，也就含有一些乳糖。酸奶油和黄油只含有少量的乳糖。

发酵乳制品（如普通酸奶和开菲尔酸奶）通常含有较少的乳糖，因为发酵过程中的微生物消耗了一些乳糖，但相对于排除阶段的饮食要求，它们的乳糖含量还是偏高，除非是经乳糖酶处理或让它们发酵很长时间。要小心那些添加了乳清和乳清粉的酸奶，它们的乳糖含量非常高。还有一些酸奶，会为了更稠密而过滤掉一些乳清，如希腊酸奶，在这个过程中虽然去除了一些乳糖，但这不足以让它成为排除阶段适用的食物。

无乳糖的牛奶和乳制品已经用乳糖酶进行了预处理。乳糖酶将乳糖分解为单糖，经过处理的产品 100% 不含乳糖。但即使包装上注明了该产品不含乳糖，也要检查成分表以确保它不含其他发漫成分。有些品牌的开菲尔酸奶，发酵时间足够长，可以被认为 99% 不含乳糖。而在家里自制的发酵 24 小时以上的酸奶也可以被认为不含乳糖。

许多品牌的蛋白粉是由乳清制成的，乳清是奶酪制作过程中的副产品。一般情况下，乳清分离蛋白可被认为不含乳糖。而浓缩乳清蛋白通常含有乳糖，尽管其中一些产品已被处理以减少乳糖。用浓缩乳清蛋白或牛奶蛋白制成的产品，除非注明"无乳糖"或者经实验室检测获得了低发漫认证，否则不能算作低发漫食品。

< 小麦 >

小麦制品中令人关注的发漫成分是低聚糖，尤其是果聚糖。由于具体的栽培品种和生长条件不同，小麦的果聚糖含量是不同的。小麦的麦粒含有大量发漫成分。将麦粒磨成面粉，甚至精制白面，也不会过多降低其发漫成分含量。在所有小麦制品中，只有用白面粉、全麦面粉或斯佩尔特小麦面粉制作的传统酸面包的发漫成分含量足够低，适合在排除阶段按照正常分量食用。

有趣的是，在历史上的某个时期，酸面包可能是美国人能吃到的唯一的一种面包。当时没有出售酵母菌的商店，人们会把自家制作酸面团的酵头不断喂养并传下去。酸面团酵头中含有野生酵母菌和生产乳酸的菌种。它们在缓慢发酵的过程中（同时还消耗了面团中一些难以消化的低聚糖）产生的乳酸是使酸面包有酸味的原因。在大多数现代面包的制作过程中，短时间的发酵和单一的面包酵母菌种，都不太可能以同样的方式降低面团的低聚糖含量。

由白面粉、全麦面粉或斯佩尔特小麦面粉制成的普通面包的发漫成分含量并不低，用小麦面粉制成的面条、饼干、蛋糕、比萨、贝果、烤饼、松饼、早餐麦片也是如此。市场上可能很快就会出现含有小麦并经实验室检测认证的低发漫产品。如果出现这种产品，那它们将适用于低发漫饮食的排除阶段。

满足你的营养需求

获得充足营养的最好方法是选择各种各样的食物。你的营养需求取决于你的年龄、性别、运动水平、生长潜力、当前体重和身体状况。由于变量太多，我无法在本书中一一介绍。但请放心，在低发漫饮食中，有很多营养丰富的食物可供你选择。

低发漫饮食确实需要改变你的营养摄入，但这不一定是一个坏的变化。例如，采用低发漫饮食法的人，摄入的碳水化合物总量可能会更少，也会摄入更少的糖。我们大多数人应该都会认可，少吃糖不是一件坏事。

我不认同那些说"低发漫饮食会有营养缺乏风险"的制造恐慌的言论。计划周密、可选食物种类繁多的低发漫饮食方案可以提供极好的营养，而计划不周、限制过多的低发漫饮食方案可能就不行。但这种情况并不是低发漫饮食所特有的，不是吗？任何不良的饮食方法都会产生类似的风险。在发漫理论出现之前的很长一段时间，肠易激综合征患者就已经在尝试改变他们的饮食和营养摄入了。从我的实际经验来看，低发漫饮食大大改善了我的患者的饮食状况，他们学习从头开始准备食物，并去发现自己可以规律食用的乳制品、水果和蔬菜。

每个采用低发漫饮食法的人都需要特别注意摄入足够的膳食纤维。但是，如果还有缺乏其他营养素的风险，那往往是由于个人的饮食习惯和饮食理念不佳造成的，即使采用其他饮食法也会有同样的风险。例如，如果你不能或不愿意食用低乳糖乳制品，那么钙的摄入量可能会受到影响。如果你是一个素食主义者，那么可能会有蛋白质摄入不足的风险。从我的实际经验看，以下这三种营养素可能是最需要特别注意的：膳食纤维、蛋白质和钙。因此，这里列出了能提供这些营养物质的低发漫食物的具体信息。

提供膳食纤维的低发漫食物

膳食纤维是个好东西，是吧？一般来说是的，尽管对肠易激综合征患者来说，它可能是一种无法承受的好东西。但是你的低发漫饮食也不一定非要少摄入膳食纤维，你可以从下面的表中看到这一点。摄入多少膳食纤维才算够？美国居民膳食指南建议成人每天摄入 20~35 g 膳食纤维。我通常告诉我的患者，在他们能够耐受的范围内，尽可能地多吃那些天然的富含膳食纤维的低发漫食物。我不推荐那些被添加到产品中用以增加膳食纤维含量的所谓功能性膳食纤维，除非最终产品经过实验室检测，被认证为低发漫食品。这些功能性膳食纤维包括菊粉、菊苣根、菊苣根提取物、甜菜膳食纤维、玉米膳食纤维、大豆膳食纤维和柑橘膳食纤维。

提供膳食纤维的低发漫食物

注：对于以粗体字显示的食物，需要把它在每顿正餐或加餐中的食用量严格控制在推荐分量内。

食物	推荐分量	膳食纤维含量
煮熟的鹰嘴豆	$^1/_2$ 杯	8 g
沥干的罐头装小扁豆	$^1/_2$ 杯	8 g
玉米面条	1 杯	6.7 g
斯佩尔特小麦制作的酸面包	2 片	6 g
煮熟的黑扁豆	$^1/_2$ 杯	5.8 g
藜麦	1 杯	5.2 g
沥干的罐头装鹰嘴豆	$^1/_2$ 杯	5.2 g
奇亚籽	2 大勺	5 g
煮熟的红扁豆	$^1/_2$ 杯	4.6 g
煮熟的毛豆	$^1/_2$ 杯（去壳的）	4 g
玉米粉	1 杯	4.5 g
藜麦面条	1 杯	4 g
全麦酸面包	2 片	4 g
中等大小的带皮白土豆	1 个	3.6 g
糙米	1 杯	3.5 g
菰米	1 杯	3 g
爆米花	2 杯	2.4 g
小米	1 杯	2.3 g
中等大小的去皮白土豆	1 个	2.3 g
大豆丹贝	$^1/_2$ 杯	2 g
低发漫水果 *1	$^1/_2$ 杯	2~3.1 g
低发漫蔬菜 *2	$^1/_2$ 杯	2~4.4 g
做熟的低发漫蔬菜	$^1/_2$ 杯	1~3.8 g
低发漫种子	2 大勺	2 g 左右

（续表）

食物	推荐分量	膳食纤维含量
燕麦	$^1/_2$ 杯	2 g
小米面包	2 片	2 g
豆腐	$^1/_2$ 杯	1.9 g
米糠	1 大勺	1.5 g
低发漫坚果	2 大勺	1 g 左右
燕麦麸皮	1 大勺	1 g

*1 膳食纤维含量较高的有野生蓝莓、猕猴桃、橙子、阳桃、木瓜。

*2 在"低发漫食物储藏柜"中以粗体字显示、需控制分量的蔬菜中，膳食纤维含量较高的有奶油南瓜、卷心菜、四季豆、芜菁和秋葵。能提供膳食纤维的其他优质食物还有芥蓝、罐头装番茄、胡萝卜、羽衣甘蓝、樱桃萝卜和夏南瓜。

提供蛋白质的低发漫食物

要摄入多少蛋白质才足够？健康的成年女性每天至少要摄入 46 g 蛋白质，健康的成年男性每天至少要摄入 56 g 蛋白质。你如果不属于上述两个类别，请向你的主治医生或注册营养师咨询你的蛋白质摄入量应该是多少。在低发漫饮食中，大多数人可以通过食用普通食物来满足自身对蛋白质的需求。必要的话，你还可以选择蛋白粉和低发漫营养饮料来加以补充。

提供蛋白质的低发漫食物

注：对于以粗体字显示的食物，需要把它在每顿正餐或加餐中的食用量严格控制在推荐分量内。

食物	推荐分量	蛋白质含量
火鸡肉	85 g	25 g
鸡肉	85 g	23 g
猪肉	85 g	23 g
牛肉	85 g	22 g
鱼	85 g	22 g
虾	85 g	20 g
大豆丹贝	$^1/_2$ 杯	17 g
豆腐	$^1/_2$ 杯	15 g
无乳糖乳清、蛋白或糙米制成的蛋白粉；低发漫营养饮料	1 份	10~20 g
无乳糖农家干酪	$^1/_2$ 杯	12 g
无乳糖开菲尔酸奶	1 杯	11 g
煮熟的红扁豆	$^1/_2$ 杯	10 g
无乳糖普通酸奶	$^3/_4$ 杯	10 g
沥干的罐头装小扁豆	$^1/_2$ 杯	9 g
煮熟的毛豆	$^1/_2$ 杯（去壳的）	9 g
藜麦	1 杯	8 g
无乳糖脱脂牛奶	1 杯	8 g
花生酱或杏仁酱	2 大勺	7 g
大豆分离蛋白制作的豆乳（非全豆制成）	1 杯	7 g
天然奶酪（如切达干酪、瑞士干酪、马苏里拉奶酪）	28 g	7 g
煮熟的黑扁豆	$^1/_2$ 杯	6.8 g
用白面粉、全麦面粉或斯佩尔特小麦面粉制成的酸面包	2 片（90 g）	6~8 g

（续表）

食物	推荐分量	蛋白质含量
大号鸡蛋	1 个	6.1 g
小米	1 杯	6.1 g
山羊奶酪	28 g	5.2 g
鹰嘴豆	$^1/_2$ 杯	5.2 g
沥干的罐头装鹰嘴豆	$^1/_2$ 杯	5.2 g
南瓜子	2 大勺	4.4 g
大米饭或糙米饭	1 杯	4.5 g
藜麦面条	1 杯	4 g
低发漫代餐能量棒	1 根	3~7 g
米粉	1 杯	3.1 g
葵花子	2 大勺	3.4 g
玉米面条	1 杯	3.7 g
坚果	2 大勺	3 g
无麸质面包	1 片（25 g）	2 g

提供钙的低发漫食物

你的目标是每天摄入多少钙？50 岁以下的健康成年男性和成年女性每天应从食物和营养补充剂中摄入 1000 mg 钙，50 岁及以上的成人每天应摄入 1200 mg 钙。其他人应向主治医生或注册营养师咨询钙的摄入量。

提供钙的低发漫食物

注：对于以粗体字显示的食物，需要把它在每顿正餐或加餐中的食用量严格控制在推荐分量内。

食物	推荐分量	钙含量
沙丁鱼	1 罐（约 106 g）	351 mg
钙强化杏仁奶	1 杯	300 mg
无乳糖开菲尔酸奶	1 杯	300 mg
无乳糖脱脂牛奶	1 杯	300 mg
无乳糖普通酸奶	$^3/_4$ 杯	300 mg
大豆分离蛋白制成的豆乳（非全豆制成）	1 杯	300 mg
三文鱼罐头	$^1/_4$ 杯	221 mg
天然奶酪（如切达干酪、瑞士干酪、**马苏里拉奶酪**）	28 g	200 mg 左右
芥蓝	$^1/_2$ 杯（熟的）	178 mg
芝麻	2 大勺	176 mg
北豆腐	$^1/_2$ 杯	150 mg
无乳糖牛奶制作的布丁	$^1/_2$ 杯	150 mg
食用大黄	$^1/_2$ 杯（生的）	133 mg
菠菜	$^1/_2$ 杯（熟的）	123 mg
无乳糖农家干酪	$^1/_2$ 杯	100 mg
羽衣甘蓝	$^1/_2$ 杯（熟的）	94 mg
大豆丹贝	$^1/_2$ 杯	92 mg
奇亚籽	2 大勺	90 mg
煮熟的毛豆	$^1/_2$ 杯（去壳的）	49 mg
杏仁	2 大勺	36 mg

发漫成分以外

虽然本书的主要关注点是发漫成分，但我还是想介绍一下我的患者最常提出的几个与发漫成分无关，但与肠易激综合征相关的话题。这些话题超出了本书讨论的范围，所以请本着拓展思路的态度来阅读，而不是寻求适合所有人的一刀切的方法。

管理与肠易激综合征相关的焦虑

肠易激综合征和焦虑的关系就像到底是"鸡生蛋"还是"蛋生鸡"的情况一样。你是因为有肠易激综合征而感到焦虑，还是你的焦虑造成了肠易激综合征症状的发作？我们应该都能体会不可预测的腹泻是多么令人焦虑，你永远都不知道什么时候腹泻就会突然发作。很多时候，其他人并不能意识到便秘也会令人焦虑。你会担心距离上次排便过去了多久以及自己什么时候需要再次排便，这种担心不比担心腹泻好多少。在这两种情况下，离开家这个安全的环境都是很困难的，因为你不知道自己什么时候会需要或想要上厕所。一旦用低发漫饮食的方法解决了肠易激综合征症状，你可能还需要花一些时间来再次信任你的身体。你的信心会慢慢增长，很快你就可以不用多想就去骑自行车或驾车长途旅行。你将不再需要为了以防万一而在上班前吃止泻药，你将从此敢在单位吃午餐而不必有后顾之忧。

但是如果你已经很好地控制了饮食，你也清楚地认识到原来是你的焦虑引发了肠易激综合征症状，这个时候该怎么办？这种情况实际上比你想

271

象的更常见。虽然我们不再认为肠易激综合征患者的症状是他们自己空想出来的，但不可否认的是，大脑和肠道之间确实存在着联系。早年生活中的应激事件或你的精神状况甚至都可能与轻微的肠道炎症、肠道肥大细胞增生性浸润，以及我们如何感知和反馈肠道里的情况有关。我给你的建议是最好选择一种能帮助你管理压力的练习，如瑜伽、太极拳、冥想、想象放松训练或呼吸练习。一些认知行为咨询或肠道定向催眠疗法可能也会让你受益。肠道定向催眠疗法是一种很有前景的治疗方式，它在压力管理、重新训练脑肠轴更有效地协同工作，并以不同方式深入了解肠道等方面都有很好的应用前景。

益生菌

当我们限制发漫成分的摄入时，我们就剥夺了肠道细菌最喜欢的"快餐"。这样做减少了产气和腹胀症状，但也可能减少我们肠道中有益菌的数量。服用益生菌可能有助于防止这种情况的发生。伦敦国王学院的研究人员在 2016 年的一项研究中发现，肠易激综合征患者在采用低发漫饮食法的同时服用益生菌，能让粪便中有益菌和短链脂肪酸的含量基本维持不变。如果这些初步的研究成果可以被不断证实，那么在执行低发漫饮食法期间服用益生菌可能会成为标准做法。此外，有新的临床证据表明，服用益生菌可以减轻内脏高敏感性，即肠道更容易感觉到疼痛的倾向。

益生菌是我们有意摄入的微生物，其摄入数量之多足以对我们的健康产生有益影响。益生菌能影响肠道酸碱度，帮助免疫系统正常运作，并减少有害菌的影响。肠易激综合征患者需要的肠道菌群应该具有以下特征：

喜欢低发漫类碳水化合物，并且不会产生过多的气体，同时能产生大量理想的健康物质，即短链脂肪酸。而双歧杆菌这种益生菌，最有可能同时符合以上的特征。无论是单一的双歧杆菌补充剂还是含双歧杆菌的复合益生菌补充剂，都有不错的效果。

我建议我的患者远离含有益生元成分的补充剂，这些成分通常是菊粉、低聚果糖或低聚甘露糖。不要将"益生元"与"益生菌"这两个概念相混淆。益生元是有益菌首选的碳水化合物类食物。尽管胃肠道功能健全的人能很好地耐受益生元，但大多数益生元对低发漫饮食起反作用。

如果你有兴趣服用益生菌，请向你的医生或营养师咨询，了解你适合使用哪种产品、需要用多少以及何时引入。益生菌并不适合所有人，尤其是那些免疫系统严重受损的人。目前我们还不清楚应该如何使用益生菌来帮助小肠细菌过度生长的人。

目前，我建议大多数患者在这个方案结束之后再开始或停止使用新的益生菌，但如果有研究证实益生菌应该被常规添加到低发漫饮食中，那么管理肠易激综合征的最佳方法也将不断演变。当你准备添加益生菌时，请考虑以下建议。

- 购买益生菌时尽量选择那些关注储存和运输中温度控制的商家。有些益生菌产品需要冷藏保存，通常是保存在药店的冰箱里。有些产品是可以常温保存的，不一定要一直冷藏，但如果长时间保存在超过21℃的环境中，它们的效力会减弱。

- 不要将益生菌产品与热咖啡、热茶或热的燕麦片一起吃，高温会杀死其中的益生菌。可以与冷的食物一起食用益生菌，或者避开热餐或热饮前后的一段时间再服用益生菌。

- 如果你正在服用抗生素，请在两次服药之间服用你的益生菌，这样它们就不会被药物破坏。或者考虑暂时改用友好的酵母型益生菌——布拉氏酵母菌，它的功效不受抗生素的影响。

- 如果你的身体对健康方案的调整非常敏感，你可以在打开益生菌胶囊或小包装时，只将其 $\frac{1}{4}$ 的分量撒在一些冷的食物上或搅拌在一杯凉水中。在接下去的几天时间里，再逐渐把分量增加到一整份。

- 益生菌有一个阈值效应。如果你没有服用足够多的量，你就不会获得产品的整体预期效果，所以不要吃了几天之后就不吃了。

- 益生菌并不像你想象的那样会在肠道内长期定居，所以你应该定期服用。

- 即使你通常不服用益生菌，在遭受食物中毒、患肠胃炎或使用抗生素之后，你也可以考虑使用它们。

- 你可以从无乳糖的普通酸奶或开菲尔酸奶，以及其他发酵食品中获得一些有益的细菌和酵母菌。然而，除了少数例外，这些细菌和酵母菌不应被误认为是益生菌，因为它们不像益生菌那样有特定的菌株以及足够的数量来提供特殊的健康益处。

维生素和矿物质补充剂

老实说，我不是很喜欢维生素和矿物质补充剂。相反，我认为它们是某些问题的根源。除非患者被确诊患有营养缺乏症或因特殊的疾病而需要服用它们，否则我都会建议患者从食物中获取营养素。

然而，如果你的饮食种类非常有限，而且医生建议你服用维生素和矿物质补充剂，请你在排除阶段和重新引入阶段结束后再添加它们，这样就不会干扰正在进行的饮食试验了。但也有例外：开始执行低发漫饮食方案时，要停止服用任何含有发漫成分甜味剂的咀嚼片或液体补充剂。如果是为了治疗与营养缺乏有关的疾病，如骨质疏松症或贫血，请与你的主治医生讨论替代方案。如果确实有必要继续服用补充剂，请注意以下几点。

- 避开可能含有高发漫成分的粉末状补充剂。
- 除非为了治疗特定的营养缺乏症，否则大多数营养素的服用量都不能超过营养素的每日推荐摄入量（维生素 B_{12} 可以除外，因为它不易被人体吸收，通常会在补充剂中大量添加）。
- 没有必要同时服用含矿物质的复合维生素补充剂和单一营养素补充剂，这样做不仅多余，也浪费钱。
- 避免使用含乳糖、果糖或多元醇的产品，要格外关注舌下含片、咀嚼片、软糖以及粉状和液态产品，它们很可能添加了大量的甜味剂。
- 如果有人向你推销保健品，请你认真思考他说的话。他是不是为了向你推销产品而夸大其词来吓唬你？

膳食纤维补充剂

多年来，增加患者的膳食纤维摄入量一直是肠易激综合征标准疗法的重要组成部分。然而，在帮助患者缓解症状方面，并非所有膳食纤维都有相同的作用。具有提高肠道内容物黏稠度作用的黏性纤维可以使腹泻患者的粪便形态恢复正常，也可以软化便秘患者的硬便。发酵缓慢的膳食纤维有助于细菌生产短链脂肪酸，而不会像发酵快的膳食纤维那样对患者造成困扰。不能发酵的膳食纤维，如纤维素，具有通便作用而且不会造成产气过多，但它们不能促进短链脂肪酸的产生，从而无法弥补低发漫饮食带来的短链脂肪酸的减少。

你知道，我一向鼓励患者大量食用富含膳食纤维的优质食物（第265页"提供膳食纤维的低发漫食物"）。如果这些食物还不够，或者你的主治医生或注册营养师希望你服用膳食纤维补充剂，你可以尝试以下选择。

- 不论你是腹泻型肠易激综合征患者，还是便秘型肠易激综合征患者，你首选的膳食纤维补充剂可能都是洋车前子壳粉。洋车前子壳粉的发漫成分含量很低，你可以购买散装的，也可以购买以其作为主要成分的粉末状膳食纤维补充剂。两者在食用前都应该充分溶解于水，你可以将其放在水中或冰镇思慕雪中搅拌。请尽量选择不含甜味剂及其他添加剂的产品。开始时，可以只服用建议用量的 $1/4$，然后根据耐受情况逐渐增加用量，直到你可以吃一整份。

- 其他可以尝试的低发漫膳食纤维补充剂包括阿拉伯胶和部分水解的瓜尔豆胶。

- 你如果有便秘的症状，可以尝试吃一些西梅。西梅富含纤维素和多元醇，具有通便作用。是的，我知道它含有发漫成分，而且你可能曾经尝试过它，但没有什么效果，但你并不是在执行低发漫饮食法的情况下尝试西梅的。你可以选择一个折中的方法：一开始只吃几颗小的西梅，然后根据耐受程度增加食用量。如果它对你没有帮助，甚至使你的情况变得更糟，那就停止食用。

- 远离麸皮膳食纤维和菊粉。

你如果服用膳食纤维补充剂，就要每天按照自己耐受的剂量服用以预防便秘。不要等到已经出现便秘再服用，它们无法解决已经形成的大便坚硬、干燥的状况。

其他的食物不良反应

我提到过发漫成分并不是食物中唯一会引发不良反应的成分。我也听说过有多种食物诱因可以引发一些患者的肠易激综合征症状。虽然它们在很大程度上超出了本书的讨论范围，但我还是想在这里简单说一下，以便你与主治医生或注册营养师讨论。如果你有与饮食相关的症状，而低发漫饮食又没有缓解这些症状，那么请你考虑以下几点。

- 脂肪不耐受有时与脂肪吸收不良有关，或与小肠内过度生长的细菌造成的胆汁酸早期解离有关。解离的胆汁酸不能发挥它们的作用，无法帮助消化脂肪从而使之正常吸收。
- 对食物或食品添加剂的免疫介导反应，包括食物过敏、非乳糜泻麸质敏感、肥大细胞释放的组胺、其他尚不明确的免疫机制造成的敏感。
- 类似于接触性皮炎的细胞介导的超敏反应，也称为 IV 型超敏反应。
- 食品中具有生物活性的化学成分，如咖啡因、酒精、组胺、谷氨酸、水杨酸盐、辣椒素或苯甲酸盐，可能起到类似于药物的作用。
- 酶的缺陷，如体内没有产生足够的用于消化糖、淀粉、脂肪或蛋白质的酶。

我们知道，发漫成分不耐受在一定程度上会与其他的食物不良反应相互影响。例如，大量食用高发漫食物导致的小肠细菌过度生长，可能促进胆汁酸的早期解离。有研究发现，高发漫饮食会使肠易激综合征患者体内组胺的释放量增大，低发漫饮食会使肠易激综合征患者体内与肠黏膜通透性增加（肠漏）有关的毒素减少，而肠漏又与免疫激活和炎症有关。

致谢

当我在 2008 年秋天完成我的第一本书时，我获得了巨大的解脱感和成就感！但我很快意识到，这只是我的发漫成分研究之旅的开始。我的患者、同事、读者及社交媒体上的粉丝都是热情的、有知识的、互动性很强的人。他们的每条消息、每条评论都是我阅读、学习、分享的动力。我发自内心地认为我的患者、读者和粉丝是本书的合著者。没有他们，这本不断修订、扩充内容的书就不可能完成。作为回报，我希望本书能为他们提供帮助自己和他人的工具，让他们不再感到孤独，给他们带来希望。

我们的肠易激综合征讨论小组所有的人，包括我自己，都非常感谢澳大利亚莫纳什大学消化系的彼得·吉布森博士和简·缪尔博士带领的研究人员和临床医生团队。我很高兴与该团队的成员相识，他们中的许多人都是注册营养师。几年前我们在澳大利亚相识，最近又在欧洲和美国的专业技术人员继续教育活动中进行合作。他们不仅开创了低发漫饮食疗法，还提供了大部分食物的发漫成分含量数据，而且承担了指导其他保健服务提供者和直接与消费者沟通的任务，帮助他们安全有效地采用低发漫饮食法。如今，世界各国的相关研究人员都开展了帮助患者的工作。我要特别感谢威廉·切伊博士和他在美国密歇根大学带领的临床研究小组，他们帮助患者通过调整饮食结构、服用营养补充剂来缓解肠易激综合征，并建议其他医疗保健服务提供者做同样的事情。

我的丈夫保罗从一开始就非常支持我的工作。他百分之百地信任我，鼓励我，并在经济方面给予我很大的帮助。我要感谢我的女儿劳拉·卡索斯和克里斯蒂·卡索斯，感谢她们的乐观和鼎力相助。我很幸运地得到了莉萨·罗特施泰因的帮助，她对本书的食谱部分进行了技术审查。美国新罕布什尔大学的学生马迪·范杜森协助我开发了几道菜。我忠实的朋友莎朗·伊丽莎白阅读了我的手稿并提出了宝贵的意见。我要感谢我的几位同事抽出时间认真审阅本书的核心内容并提出意见，他们是珍妮丝·巴克尔、玛丽·乔特、伊琳·科恩、南希·帕廷·法利尼、索菲·卡姆维里斯、金·库尔普、谢里尔·哈里斯、桑迪·利文斯顿、戴安妮·里希科夫和斯特凡妮·威廉斯。

在哈莫尼图书（Harmony Books）出版社的帮助下，我创造了一本设计精美、便于阅读的书。我非常感谢我的编辑唐娜·洛弗雷多的悉心指导，她教给了我出版行业的很多规定，使我受益匪浅。我很高兴有这样一个伙伴和我一起讨论本书，在我们共同的努力下，本书更加严谨、完善。